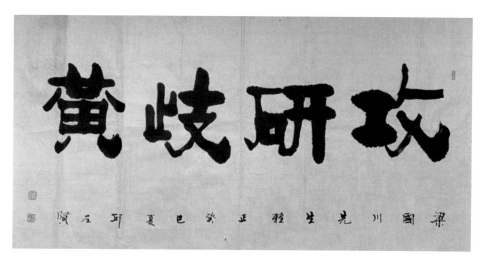

玫研岐黄

梁国川先生雅正 癸巳夏 邱左贤

邱左贤书法

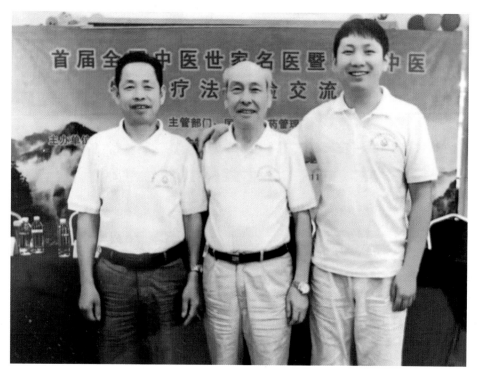

梁华昌（梁国川儿子）　　梁国川　　梁浩强（梁国川孙子）

U0129972

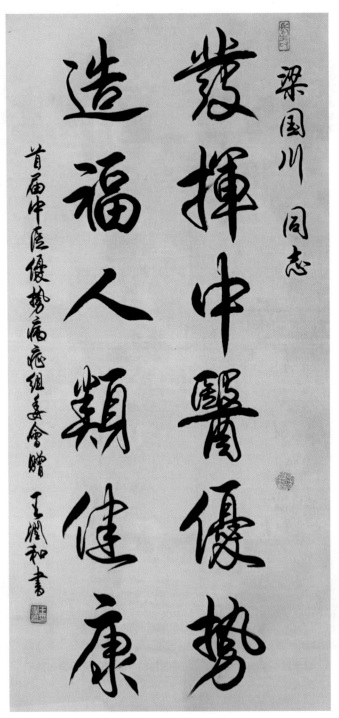

发挥中医优势

造福人类健康

梁国川 同志

首届中医优势病症组委会赠 王润和书

中华中医药学会男科学会副秘书长、书法家王润和题词

基层名老中医梁国川临床集验

梁国川 ◎ 著

梁华昌　梁浩强 ◎ 整理

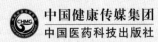

中国健康传媒集团

中国医药科技出版社

内 容 提 要

本书是基层名老中医梁国川先生从事中医临床几十年的临床集验，包括在医学杂志及书刊发表的学术论文、临证经验、会议交流及中医药传承讲稿，乃为课徒所用。内容为自身几十年临证所悟，或为实用效验小方，或为成方化裁切用，或为临证治验实录，或为医苑课徒杂谈，总为启发学子中医思路，指点业者临证思维。本书适合各级中医从业者阅读参考，尤可作为中青年中医临证参考，对于喜好中医传统师承教育模式之中医初学者、中医爱好者，亦可作为师承学习读本。

图书在版编目（CIP）数据

基层名老中医梁国川临床集验 / 梁国川著 . —北京：中国医药科技出版社，2024.5

ISBN 978-7-5214-4545-9

Ⅰ . ①基… Ⅱ . ①梁… Ⅲ . ①中医临床 – 经验 – 中国 – 现代 Ⅳ . ① R249.7

中国国家版本馆 CIP 数据核字（2024）第 076561 号

美术编辑 陈君杞

版式设计 友全图文

出版 **中国健康传媒集团** | 中国医药科技出版社

地址 北京市海淀区文慧园北路甲 22 号

邮编 100082

电话 发行：010-62227427 邮购：010-62236938

网址 www.cmstp.com

规格 710×1000 mm $^{1}/_{16}$

印张 6 $^{1}/_{4}$

字数 109 千字

版次 2024 年 5 月第 1 版

印次 2024 年 5 月第 1 次印刷

印刷 北京侨友印刷有限公司

经销 全国各地新华书店

书号 ISBN 978-7-5214-4545-9

定价 35.00 元

获取新书信息、投稿、为图书纠错，请扫码联系我们。

前 言

本书旨在汇集和传承基层名老中医梁国川先生的临床经验和智慧，通过整理和汇编梁国川先生1998～2023年在医学期刊发表的学术论文、临证经验、会议记录、会议讲稿等，力求展现其在中医临床中的独特见解和治疗方法。每一则验案都是梁国川先生心血和智慧的结晶，它们既是对传统中医理论的实践应用，也是对传统中医理论的丰富和发展。

在编写过程中，我们力求保持内容的真实性和完整性，尽量还原梁国川先生的临床场景和治疗思路。全书分为三章，第一章为专病论治，主要介绍梁国川先生常见疑难杂病的治疗经验；第二章为方药心得，主要讲述梁国川在临床中的方药运用；第三章为杂谈，论及了老年人疾病及养生、中医药的特色和优势、学习中医、传承中医的重要性。

该书不仅是对梁国川先生临床经验的总结和传承，更是对中医文化的传承和弘扬。我们希望通过这本书，能够让更多的人了解中医、认识中医、爱上中医，并为推动中医事业的发展贡献一份力量。

最后，我们衷心希望本书能够成为中医爱好者、从业者以及广大读者的宝贵参考书籍，为中医事业的发展贡献一份力量。由于水平有限，如有不足之处，敬请同仁和读者指正。

编者

2024年1月

目　录

专病论治

失语症治2例

失语症属中医之暴喑。西医学称之为语言功能障碍，是一种神经官能征，多由精神刺激诱发。临床检查舌、咽喉、声带均无器质性病变。中医认为"舌者，音声之机也"，舌为心之苗窍。先师李致新临床经验丰富，善治疑难杂症。他以"怪病多从痰治"为依据，用中药结合针灸治疗失语症，屡见成效。现将失语症治2例报告如下。

病例1： 患者陈某，男，42岁，1983年4月29日初诊。胞弟代诉其昨晚酒后回家，似醉非醉，夫妻吵架后忧闷不乐入睡。次日清晨，不能言语，神志清楚，活动如常。检查咽喉不红肿，舌能伸出，舌体不胖，舌质红，苔黄稍腻，脉弦滑。诊断：失语症。治疗以疏肝解郁，祛痰开窍为主。方药：胆南星10g、天竺黄8g、远志10g、石菖蒲8g、茯苓15g、半夏10g、陈皮8g、郁金10g、杏仁10g、枇杷叶10g、香附8g、薏苡仁20g，3剂，水煎服，每日1剂，煎服2次。配合针刺百会穴、廉泉穴。服2剂药后，患者能开口讲话，一切恢复正常。

按： 该患者属气郁痰阻，病机为肝郁不达，气郁闭窍，不能言语。治疗以胆南星、天竺黄、远志、石菖蒲、半夏、茯苓、薏苡仁祛痰开窍；以郁金、杏仁、陈皮、枇杷叶、香附理气解郁。先师认为，治痰治郁以治气为先。本病气、郁、痰三者同治，药味切中病机，配合针灸治疗，故有立竿见影之效。

病例2： 患儿李某，男，6岁，1982年9月15日初诊。近两天轻微咳嗽，无发热、呕吐病史。玩耍如常，清早起床，不能开口说话，神志清楚，双目东瞧西望，检查口腔舌体稍胖，其他无异常。舌尖红，苔黄滑腻。治疗以清肺、涤痰、开窍为主。方药：天竺黄5g、胆南星5g、远志5g、石菖蒲5g、枇杷叶6g、茯苓6g、郁金5g、蝉蜕5g、钩藤6g、杏仁5g、黄芩5g、甘草3g。3剂，水煎服，每日1剂，煎服2次。配合针刺廉泉穴、金津穴、玉液穴。2天后患儿痊愈。

按：该患儿属热痰阻窍，病机为邪热壅遏于肺，肺气不宣，窍络闭塞，不能言语。治疗以天竺黄、胆南星、茯苓、郁金、石菖蒲、远志、涤痰开窍；以钩藤、蝉蜕、枇杷叶、杏仁、黄芩、甘草清热痰以宣肺。治疗本病药味对症，配合针灸治疗，故霍然而愈。

讨论：失语症属中医学的暴喑不语，多与督脉、任脉、手少阴心经、脾、肝、肾、咽喉以及舌等有关。本病要与脑卒中后失语症相鉴别，脑卒中后失语症乃是脑卒中后遗症，多由正气内虚，肝肾亏损，风痰蕴结，壅遏气机而窍闭所致。病情顽固，治疗颇为棘手。本病属暴喑失语，发病急，猝然而起。多由邪气阻遏引起窍闭，属实证。张景岳云："喑哑之后，当知虚实，实者其病在标，因窍闭而喑也；虚者其病在本，内夺而喑也。"二者当以辨之。上述2例均属标实，故治疗恰当，均能迅速痊愈。

注：廉泉穴，属任脉，至咽喉，络舌，取之通音，以开窍络，针刺时向舌根斜刺。金津穴、玉液穴（左金津，右玉液）位于舌下，血脉充盈，刺之能泻心中相火。《针灸大成》载："治重舌肿痛，咽闭为主穴。"

哮喘病的治疗经验

哮喘病是一种反复发作的慢性疾病。每以冬春季节，气候变化时最为常见。梁国川先生多年来致力于哮喘病的治疗，并取得了满意的疗效。现介绍如下。

一、辨证分型

哮喘病多因风寒、风热之邪犯肺或饮食生冷肥甘，损伤脾胃引起。上述病因致痰饮内生，壅阻肺气，日久导致肺气亏耗，脾失健运，逐渐引起肾阳虚，肾气不固而咳喘。临床多分虚证、实证。

1.实证

一般起病急骤，呼吸深长，以呼出为舒，气粗声高，诊断时重察舌苔。常以风寒、肺热、痰饮而辨之。

（1）风寒　初感风寒之邪袭表，寒饮伏肺，阻遏气机，肺失宣降，引起咳喘。咳痰稀薄带泡沫状，呼吸急促，喉中哮鸣有声，胸膈满闷。舌苔白滑，脉浮紧。

（2）肺热　外感后咳喘没有及时控制，郁久化火或寒包热证。痰热壅肺，肺失清肃。表现为喘促胸闷，喉中痰鸣若拽锯，痰色黄而浓稠。呛咳，烦躁不安，面赤，口渴喜饮。舌苔黄腻而滑，脉滑数。

（3）痰饮　内蕴痰饮，浊痰壅肺，痰壅阻塞肺气而喘。"痰饮伏肺"乃是哮喘病的根本原因。喉中痰鸣如吼，痰胶黏浓稠，张口抬肩，不能平卧。舌苔白腻或黄腻，脉滑。

2.虚证

久病多虚。咳喘反复发作，导致肺气虚弱，累及脾肾，本虚标实。症状时轻时重，呼吸短促，以深吸为快，气怯声低，或有痰鸣咳嗽，脉弱或浮大无力。常见于肺虚、脾虚、肾虚。

（1）肺虚　肺为贮痰之器。肺气虚卫外不固，肃降无权或自汗怕风，易患感冒，每因天气变化而诱发。

（2）脾虚　脾为生痰之源。饮食不节，或过食肥甘导致脾失健运，痰浊内生。表现为纳差、痰多、倦怠。脾虚不能运化水谷精微，积湿生痰，上贮于肺，使肺的呼吸升降不利。

（3）肾虚　肾为气之根。肾虚，肾中阳气不足，则水泛为痰，致下虚上盛，摄纳失常。表现为短息气促，动则加剧，吸气不利，吐泡沫痰，伴耳鸣，腰膝酸软。

二、治疗原则

易感风寒、气壅痰阻是哮喘病的典型症状。肺、脾、肾三脏亏虚，是哮喘病发作的根本原因。因此，解表宣肺、化痰止咳平喘、滋肺健脾益肾为主要治疗原则。

1.解表宣肺

发作初期以外感风寒最常见，多属实证。治疗宜解表宣肺止咳。如小青龙汤，麻黄、桂枝、白芍、甘草、半夏、细辛、干姜、五味子、木蝴蝶、紫苏、陈皮。如果患者外感风热，痰带黄色，胶黏浓稠，面赤，烦躁不安，口渴喜饮，苔黄腻，脉滑数。小青龙汤去干姜，加黄芩、石膏、桑白皮、射干、葶苈子。声音嘶哑加胖大海、僵蚕。无论咳嗽新久，均可加地龙解痉平喘。

2.化痰止咳平喘

湿痰未净，壅滞气道，咳声重，呼吸困难，有哮鸣音，要宣肺化痰降逆。用小青龙汤或苓桂术甘汤加杏仁、紫苏、紫菀、款冬花、半夏、陈皮温化寒

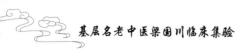

痰。痰如泡沫，苔白腻，以二陈汤加细辛、生姜温肺化饮。痰热内结，多是风热、燥热或寒包热证，以麻杏石甘汤合泻白散加减。病情重者，以定喘汤合三子养亲汤加葶苈子，清热痰，降气平喘。

3.滋肺健脾益肾

咳嗽哮喘反复发作最易引起肺虚，累及脾肾。则濡养肺阴、健脾、温补肾阳以固本。肺热不清，灼伤津液，口干咽燥，痰少不易咯出多属肺阴虚，以沙参麦冬汤加百合、瓜蒌壳。脾失健运，出现食少便溏，形瘦无华，以香砂六君汤加减调理。湿困脾胃，用平胃散加薏苡仁化湿健脾，以绝生痰之源。肾虚阳气不足，见腰膝酸软，畏寒肢冷，耳鸣，则宜温补肾阳，用苓桂术甘汤合肾气丸加减。附子、肉桂、干姜温热，易耗气伤津，要中病即止。缓解期或静止期可用补骨脂加巴戟天、淫羊藿补肾阳，适当加熟地黄、山茱萸调补肾阴，加黄芪补气，增强人体的免疫功能。心阴虚，用生脉散加款冬花、远志、蛤蚧调理。总之新感宜清散，久病宜温化，体虚不忘扶正。发作时要祛邪治标，缓解期宜扶正治本，正如朱丹溪所言："未发以扶正气为主，即发以攻邪气为急。"

病例1： 黄某某，女，60岁，2003年10月2日初诊。患者主诉哮喘发作时胸闷，憋气，已数年。因吃烧烤引起咳嗽，呼吸困难。咳白痰，且有黄痰兼夹，质黏，夜晚睡觉有哮鸣音。睡眠差，常有口干、便结。舌质红，苔薄，脉细数。诊断：哮喘，肺热型。处方：炙麻黄6g、杏仁10g、生石膏30g、射干10g、紫苏8g、桑白皮10g、款冬花10g、紫菀10g、甘草5g、瓜蒌10g、地龙10g。10剂，每日1剂，水煎服。二诊：服药后，症状好转，晨起咳嗽、痰多、色黄、口干、多饮。上方加黄芩10g、芦根15g、浙贝母10g，续服10剂。三诊：喘未发作，咳嗽已停，续以上方加麦冬10g、北沙参10g，巩固疗效。

按： 该患者哮喘咳嗽、胸闷憋气、痰稠、口干、大便结，乃肺热伤津。以麻杏石甘汤合泻白散加减，清肺热。以麻黄配紫苏降气平喘，地龙解痉止喘，后期加沙参、麦冬养肺阴，而痊愈。

病例2： 乐某某，男，63岁。2003年12月8日初诊。主诉：气短、喘闷5年，近来逐渐加重，稍活动，即喘咳不适。经常服用氨茶碱等西药，当时缓解，但又反复发作。张口抬肩，不能平卧。苔薄白，舌质红，脉沉细。诊断：喘证，肺气不固，肺肾气虚。治疗补肾，降气平喘。处方：熟地黄15g、山茱萸10g、怀山药15g、茯苓10g、紫苏10g、陈皮5g、肉桂6g、制附子9g、五味子10g、党参15g、杏仁8g、厚朴6g。5剂，每日1剂，水煎服。二诊：服上药后，喘闷减轻。以上方加补骨脂10g、神曲10g，续服6剂。三诊：患者症状减轻，建议服蛤蚧散调理，避风寒。

按：患者肺、肾气虚。肺为气之主，肾为气之根，肺失所主，肾失其纳。故以六味地黄丸加附子、肉桂补肾纳气。配陈皮、杏仁、厚朴宽胸理气之药缓解症状，加地龙、紫苏平喘。后期用蛤蚧散调理。

讨论：哮喘病是一种发作性咳嗽、痰鸣气喘、呼吸困难、不能平卧的慢阻肺呼吸道疾病。相当于西医学支气管变异性哮喘、慢性肺气肿、肺源性心脏病。是一种寒热并存、虚实夹杂的顽固性疾病。前人又称宿疾，以痰为患，遇风寒感冒诱发，治疗较为棘手，故有"外科不治癣，内科不治喘"之说。

临床在发作期以宣肺散寒，祛痰平喘为治疗原则，常用小青龙汤加减，郁久化热则宣肺清热，祛痰利气。痰浊壅盛，阻塞气道，则化痰浊，平喘降气。缓解期，以濡养肺阴，化湿健脾，尤其是肾阳虚，要温补肾阳，适当调补养肾阴，以"阴中求阳"，使"阴平阳秘"。静止期，可用人参蛤蚧散合河车大造丸，增强抵抗力以防复发。但药物要清淡，以开达上焦，切忌药量过大，妄投辛散、寒凉、酸敛或重浊之剂。祛邪与扶正，都要对症加减，要解决主要矛盾，不要面面俱到。尤其是要注意"痰"，治哮喘不治痰，非其治也。同时更要重视预防，哮喘病要三分治疗，七分保养。要避风寒，预防感冒；忌烟、酒、红茶；饮食宜清淡，忌生冷、油腻及辛辣发物；对过敏患者，应找出过敏原，如有害气体、烟雾、灰尘、花粉及虾、蟹、带鱼等海鲜食物。平时要加强锻炼，增强抵抗力，以防复发。

治疗肾炎血尿的临床体会

血尿是肾炎病的主要症状之一，往往与水肿、尿蛋白高等症状并存。但有部分患者经治疗后，水肿、蛋白尿基本消失，主要以尿液红细胞持续性明显升高为临床特征，治疗颇为棘手。通过多年的临床观察，本病病位在脾、肾与膀胱。病因为热、瘀相互并存。病机为瘀热互结，深入血络，迫血妄行，使血尿反复出现，缠绵难愈。临床可概括为虚、实两大类，现介绍如下。

急性肾炎多是热蓄于肾与膀胱，灼伤血络，迫血妄行，属于下焦湿热证。起病较急，由外邪入侵所致。症见颜面浮肿、腰部酸痛、尿少溲赤。舌质红，苔薄黄，脉滑数。治疗以清热泻火，凉血止血。小蓟饮加减。常用生地黄、车前子、小蓟、瞿麦、连翘、白茅根、蒲黄、益母草、藕节。水肿甚有表证者加麻黄、赤小豆；皮肤溃烂或咽喉红肿者加蒲公英、紫花地丁、射干；尿赤湿热重者加石韦、萹蓄；小腹胀满有瘀者加大黄、桃仁、赤芍；尿道有灼痛者加琥珀、鸡内金；血热者加侧柏叶、牡丹皮、地榆；阴虚血尿者加墨旱莲。血尿持续不退者加血余炭、茜草根、田七粉。

病例： 患者陈某某，男，19岁，1995年10月25日初诊。患肾炎一月余，经西药青霉素、双嘧达莫、肾上腺色腙片等治疗，症状基本控制，尿中红细胞持续存在。近日感冒发热，咽喉肿痛，自觉腰痛，尿少尿赤，故来院就诊。尿检：尿蛋白＋，红细胞＋＋＋。治疗以清热泻火，凉血止血，佐以解毒为主。拟生地黄15g、赤芍10g、牡丹皮10g、小蓟15g、白茅根30g、车前子15g、蒲公英15g、金银花15g、紫花地丁15g、射干10g，水煎服。每日1剂，服药1周，症状好转。尿检：尿蛋白±，红细胞＋＋。继上方加减，继续服用30余剂，症状消失，连续3次尿液复查，均无异常。嘱其调节饮食，注意休息，随访一年，未见复发。

急性肾炎误治或失治，转为慢性肾炎。镜检血尿始终存在，甚至红细胞反复增多，此属虚证。病程较长，病机复杂，多虚实并见，寒热错杂。辨证时，要明辨虚实的轻重，寒热之甚微，湿瘀之有无。虚证临床可分为①阴虚火旺，迫血妄行：症见肾阴不足，热羁留或虚火妄动，瘀血下行，以知柏地黄汤或大补阴丸调治；②脾气亏虚，统血失调：出现心慌心悸，倦怠乏力，纳谷不馨，以补中益气汤或归脾汤益气健脾；③肾气虚衰，封藏失职，不能固摄：症见头晕耳鸣，腰膝酸软无力，精神萎靡不振，以大补元煎、济生肾气丸补肾益气，固摄止血。伤阴者加女贞子、墨旱莲、白芍、阿胶珠，兼有瘀血阻滞，长期不消者加田七、蒲黄、茜草根、血余炭。

病例： 患者王某某，女，48岁，1996年3月15日初诊。患慢性肾炎血尿2年余，多处求治效果不明显。来诊时，头晕耳鸣，腰膝酸软，心悸短气，纳呆，尿短赤。舌质淡，苔薄白，脉细。尿检：尿蛋白＋、红细胞＋＋。肾气虚衰，固摄无权。治宜补气益肾，固摄止血。药物：熟地黄15g、山药15g、菟丝子15g、杜仲10g、芡实10g、牛膝10g、茯苓10g、肉苁蓉10g、黄芪20g、血余炭10g、田七粉3g、淫羊藿10g。水煎服，每日1剂，服药2周，症状好转。尿检：尿蛋白±、红细胞++。原方加减，继续服用10余剂，诸症消失，连续三次尿检正常。嘱其调治，随访一年，至今未发。

讨论：血尿是肾炎的主要症状之一，急性肾炎和慢性肾炎均有此症状。但应与肾结核、泌尿系结石、肿瘤等疾病所引起的血尿鉴别。该病多热、毒、湿、瘀并存，寒、热、虚、实互见，病机复杂。所以治疗不能单纯地见血止血，必须辨病与辨证相结合。根据临床经验，小蓟、白茅根凉血止血，清热利尿，益母草行血利水，活血调经，解毒消肿，对急性肾炎血尿尤为适宜。茜草根行血、凉血、止血，血余炭止血溢，消血瘀，二者止血无留瘀之弊。墨旱莲质地阴润，退浮火，凉血热，能益阴敛血；阿胶育阴，能补血止血，二者为滋阴止血之要药。蒲黄清血热，行血理气，田七止血化瘀，行滞止痛，有止血不留瘀，活血不破血之长。以上药味可根据肾炎血尿的证型选用。总之，实证宜清宜化，虚证宜滋宜摄，通利治其标，滋阴固其本。苦寒温燥易伤阴，重浊滋腻易助湿。医者不可不慎，药物对症，多必守方，坚持服药，定能达到治疗效果。

中西医结合治疗泌尿系结石临床观察

泌尿系结石属中医学"血淋""石淋""腰痛"范畴。病位在肾与膀胱。其主症为尿频、尿急、尿痛、血尿伴腰痛或小腹痛。梁国川先生运用中西医结合治疗泌尿系结石患者49例，取得较满意疗效，现报告如下。

对象：本组49例均为门诊患者，其中男性患者27例，女性患者22例，年龄均在19~65岁，结石最大为0.8~0.9cm，最小为0.2~0.3cm。其中肾结石17例（双肾结石6例，单肾结石11例），输尿管结石27例，膀胱结石5例，合并肾盂积水19例。所有病例无明显肾功能损害，并都经B超、腹平片或静脉造影确诊。

中药：通利排石汤。金钱草50g、冬葵子10g、海金沙20g、鸡内金15g、石韦10g、车前草20g、枳壳10g、王不留行10g、琥珀（冲服）6g、牛膝30g、威灵仙10g、菟丝子15g、黄芪20g。加减：发热合并感染者加金银花、蒲公英；气滞血瘀者加丹参、郁金；腰痛或腹痛甚者加乌梅、小茴香、延胡索；肾积水伴肾阳虚者加淫羊藿、巴戟天、补骨脂、菟丝子。

西药：黄体酮针20mg，肌内注射，每日1~2次，连续4~5天。当结石嵌顿而引起平滑肌痉挛，黏膜水肿所致肾或输尿管绞痛时，用654-2注射液10mg配庆大霉素注射液8万单位在患者双侧肾俞穴、三阴交穴位注射。治疗期间，嘱患者多饮水，做蹲立跳跃运动等以辅助治疗。

结果：治愈31例，症状、体征消失，B超或腹平片复查，未见结石迹象；好转12例，症状、体征减轻，积水减少，结石缩小或下行；无效6例，未见结石排出。总有效率87.7%。

病例：王某某，男，41岁，1996年8月25日初诊。左侧腰部阵发性绞痛，小便短少，色赤，尿频尿痛有艰涩感。B超检查提示左肾结石并积水。结石大小为0.6cm。治疗用654-2注射液10mg配庆大霉素注射液8万单位混合在其双侧肾俞穴、三阴交穴位注射。疼痛缓解，肌内注射黄体酮20mg每日1次。同时服用中药"通利排石汤"加淫羊藿、补骨脂，每日1剂。服药期间，督促患者多饮水，做蹲立跳跃运动，以助结石下坠。连续服药20余剂，结石排出，B超复查，双肾及输尿管未探及异常。嘱少食菠菜等含铁质、钙质较多的食物。随访一年未复发。

讨论：泌尿系结石是泌尿外科常见疾病。由于现代科技的进展，临床技术的突破（如体外震波碎石、内窥镜、超声、激光碎石等先进技术），减少了患者在外科手术中的痛苦。我们采用中西医结合治疗，简便易行，疗效可靠，无毒副作用。黄体酮治疗泌尿系结石的机制是松弛输尿管平滑肌，继而引起节律性蠕动，促使结石下移，达到排石目的。654-2注射液能松弛平滑肌，解除血管痉挛，改善微循环；庆大霉素能抑制泌尿系细菌感染，二者混合在肾俞、三阴交进行穴位注射，对结石嵌顿引起的绞痛有消炎止痛、利尿泻下的作用。中药海金沙、金钱草、石韦、车前草可清热利湿，增加尿量，促进输尿管蠕动，有利于结石排出。王不留行、枳壳、鸡内金、牛膝、琥珀、威灵仙能通利活血、软坚散结、抗菌消炎，对梗阻的结石有通利、推挤下移的作用。黄芪、菟丝子益气补肾，增强抵抗力，对结石久治不愈及年老体弱患者因结石嵌顿而引起的肾盂积水有显著疗效。据现代药理研究，本方药味均有降低尿草酸浓度，阻止尿草酸与钙在肾小管内结合的作用。并对已形成的结石有溶石排石的作用。因此临床运用中西医结合治疗泌尿系结石，疗效可靠。

中医药治疗痹证的临床经验

痹证，是临床常见多发病。其特点为病程长，症状复杂，变化多端。痹证常导致患者劳动力丧失，严重影响患者身心健康。本病宜采取四生液外敷治疗，以取得满意疗效。

痹证多由风寒湿之邪侵袭人体，流注经络、肌肉、关节，使气血瘀阻而发病。《诸病源候论·风痹候》曰："痹者，风寒湿三气杂至，合而成痹，其状肌肉顽厚，或疼痛，由人体虚，腠理开，故受风邪也。"痹证有风、寒、湿、热之差异，治疗也分别采用祛风、散寒、除湿、清热，结合行气活血，舒筋通络。多有风湿性关节炎、风湿热、骨质增生、腰椎间盘突出等病变。疼痛游走不定属风痹者，宜疏风散寒、活血通络，防风汤加减，防风剂量宜大，可用20g以上，配当归、白芍养血；疼痛剧烈，固定不移，遇寒加剧属寒痹者，宜温阳散寒、疏风祛湿，乌头汤加减，用制川乌，制草乌配桂枝、甘草、通草，甘淡渗湿以清其毒。川乌、草乌10～20g，与甘草先煎30～40分钟，减轻其毒性；疼痛较剧，肿胀有沉重感属湿痹者，宜祛湿散寒、健脾化痰，薏苡仁汤加减，薏苡仁可用80～100g，配白芍30g以利湿除痹止痛。筋骨肌肉关节灼热掣痛，筋脉拘急属热痹者，宜清热利湿、宣痹通络，四妙散或白虎桂枝汤加减，配寒水石、地龙、虎杖，清热消肿止痛。总之治疗痹证宜辨证准确，选药恰当，结合外治疗法，屡见神效。

病例：陈某某，女，43岁，2018年6月15日就诊。6月8日搬住新房，因通风较差，地墙潮湿，天气炎热，用自来水洗澡，夜卧湿地，晨起周身沉困、手足笨重、活动不便、关节酸痛、步履艰难。舌苔薄白腻，脉濡缓。曾在县医院治疗，效果不显。此乃风湿侵袭，流注经络，气血失畅。治宜散寒除湿、活血祛风，宜用归芍蠲痹汤：当归10g、白芍20g、桂枝10g、羌活10g、独活10g、细辛6g、苍术10g、白术10g、茯苓12g、薏苡仁30g、炒陈皮8g，连服6剂，诸症除，患者痊愈。

痹证日久，邪气久羁，气血运行不畅，津凝为痰，痰浊蕴结，痰瘀之邪深经入骨，久则血凝气滞不行，经络痹阻不通。患者出现疼痛，忽轻忽重，关节肿大，甚至强直畸形，屈伸不利或肢体出现红疹、紫斑等症状，多见于类风湿关节炎、痛风、强直性脊柱炎等疾病。治疗非一般药物能宣达，必须祛瘀、涤痰、活络，佐以虫类药搜剔窜透。用桃红饮加白芥子、半夏、陈皮、僵蚕、胆南星祛皮内膜外之顽痰，同时选用白花蛇、乌梢蛇、地龙、蜈蚣、全蝎搜风通络，直捣病所。加生地黄、当归、白芍养血，以防耗血伤阴之弊。根据临床经验，乌梢蛇、白花蛇善祛风湿、通经络、透骨剔风，内走五脏，外彻皮肤，治风湿顽痹、肌肤不仁。全蝎、蜈蚣走窜，可祛风除湿、蠲痹通络。地龙性寒下行、利湿通络，主厉节痛，疗热痹。但虫类药性偏，作用峻猛，且有一定毒性，不宜久服，中病即止。如《素问·五常正大论》曰："大毒治病，十去其六……无使过之，伤其正也。"

病例：王某某，女，56岁。患者双手指关节肿痛半年，于2017年10月25日就诊。患者手指关节呈梭状，功能受限，早起晨僵，影响生活，县医院查类风湿因子试验，阳性。X线检查显示手指关节有类风湿关节炎改变。曾多次治疗，未见明显好转。患者痹证日久，邪气久羁，痰、浊、瘀蕴结，深经入骨，经络痹阻不通，使关节肿大至畸形，以祛瘀、涤痰、活络加搜剔窜透虫类药治疗。黄芪30g、桂枝10g、制川乌10g、白英10g、细辛6g、陈皮6g、白芥子8g、僵蚕10g、全蝎6g、蜈蚣1条、地龙10g、防己8g。上方加减，连续服药40余剂，配四生液外用，症状好转，随访一年未见复发。

痹证的发生主要由于人体正气不足、腠理不密、卫外不固，风寒湿热之邪乘虚而入。《黄帝内经》云："正气内存，邪不可干，邪之所凑，其气必虚。"所以痹证日久，气血损伤、脏腑亏虚，此乃正虚邪恋。若着重以祛邪，必导致外邪未去，而正气愈虚。因此临床要重视益气固卫、和营养血、补益肾督。气血亏虚型痹证多见于腰肌劳损，腰椎间盘突出的久病体虚患者，治疗以黄芪桂枝五物汤加减为主，重用黄芪60～80g，加当归、白芍益气养血；

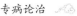

肝肾亏虚以独活寄生汤为主，加熟地黄、枸杞、骨碎补、续断、狗脊强筋骨；肾阳不足，督脉亏虚以右归饮加减为主，重用鹿角胶加肉桂、仙茅、巴戟天温补肾阳。病灶在上肢加羌活、片姜黄、桂枝、桑枝；病灶在下肢加独活、秦艽、牛膝、木瓜；腰腿酸痛加补骨脂、续断、杜仲、桑寄生；脊柱僵直变形加金毛狗脊、鹿角胶、僵蚕、地龙、蜈蚣；关节肿胀积液加泽兰叶、防己、泽泻、肿节风，同时结合灯芯扑火法或四生液外用，疗效更为显著。

病例： 李某某，男，45岁，2018年11月20日就诊。患者在广州打工，腰痛连及右下肢酸痛麻木，不能行走，遂到医院治疗，CT检查显示腰椎间盘突出、膨隆较严重。医生建议手术治疗，患者拒绝做手术。现查体、心肺各脏器功能正常，唯独腰酸痛，右下肢酸痛麻木，步履不便。此乃正气不足，卫外不固，外邪乘虚而入，致正虚邪恋。治宜益气固表，补肾壮腰，佐以活血通络。黄芪50g、当归10g、白芍20g、桂枝10g、狗脊10g、续断10g、仙茅10g、淫羊藿15g、桑寄生15g、独活10g、怀牛膝10g、地龙10g、蜈蚣1条，连续服药16剂。配合灯芯扑火法，在双侧腰部隔日一次，直至症状消失。嘱其工作注意体位，不要过于劳累。随访一年未复发。

灯芯扑火法：用白酒湿润灯芯点燃灯火，当火烧旺时，医者用手抓起灯芯迅速扑打患者病变部位，火随之熄灭，医者压住灯芯不能放松，持续1~2分钟左右，使热气不外泄。一般每个部位反复3~4次即可。灯芯通利，白酒温通脉络。酒灯芯扑火，既能祛风散寒除湿，又能温肾活血通络。主治风寒湿痹、腰扭伤、腰肌劳损、腰椎病变引起的腰腿痛。

四生液外敷：生川乌20g、生草乌20g、大血藤20g、威灵仙20g、川芎20g、透骨草30g、寻骨风30g、红花20g、路路通20g、生半夏20g、生胆南星20g、苍术20g。放入3kg白醋内浸20天备用。四生液有祛风除湿、舒筋通络、散瘀止痛之功，主治风湿性关节炎、类风湿关节炎、痛风、颈椎病以及腰椎骨质增生。

灯芯扑火法和四生液外敷的作用机制都是使药物贴近病所，通过皮肤吸收发挥作用，扩张血管，促进血液循环，改善机体新陈代谢，达到外散风寒湿邪，内逐痰浊瘀血的效果。因此对风寒湿痹、腰肌劳损、腰扭伤、风湿性关节炎、颈椎病、腰椎骨质增生、腰椎间盘突出都有显著疗效。

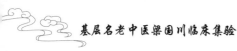
膝关节炎中医治疗临床体会

膝关节炎是中老年人常见病、多发病。膝关节炎是膝关节软骨出现原发性或继发性退行性改变，并伴有软骨下骨质增生，从而使膝关节逐渐破坏，甚至产生畸形，影响其功能的一种退行性疾病。梁国川先生采用中药内服及外用治疗膝关节炎，取得较满意疗效，现报道如下。

本组病例28例，男13例，女15例，年龄35~68岁，平均年龄52岁，病程最短1年，最长8年。本组病例均符合以下标准：①近期反复出现膝关节酸痛；②X线检查，提示膝关节间隙变窄，软骨下骨硬化或囊性变，关节缘骨赘形成；③关节液清亮、黏稠。且排除膝关节肿瘤、结核、骨关节骨折等现象。关节症状治疗前与治疗后比较，好转23例，无效5例。

中药内服温经通络，补益肝肾，结合四生液外敷，疗效较好。中药内服方药组成：黄芪、当归、熟地黄、杜仲、淫羊藿、白芍、骨碎补、续断、桑寄生、三七、桂枝、牛膝、细辛、乌梢蛇、狗脊。湿热重加苍术、薏苡仁、防己；疼痛时间久，疼痛较剧加地龙、蜈蚣、土鳖虫。外用四生液敷膝关节酸痛部位。四生液组成：羌活、独活、透骨草、威灵仙、制草乌、肿节风、秦艽、千年健、络石藤、肉桂、樟脑、白芥子、防己。

病例： 陈某某，男，45岁，2003年12月9日初诊。患者诉右膝关节酸痛数年，遇天气变化或上下楼梯时，膝关节疼痛加剧。曾服用西药，效果不明显，遂找中医治疗。现症见膝关节轻度肿痛，纳可，血脂、血压正常。舌质红，苔薄白，脉沉细。处方：黄芪20g、当归10g、熟地黄15g、骨碎补15g、防己6g、杜仲10g、淫羊藿15g、怀牛膝10g、细辛3g、桂枝10g、白芍15g、狗脊10g、制乳香8g，10剂，每日1剂，水煎服。外用四生液，每天晚上外敷膝关节。二诊：经上述内服、外敷治疗，症状减轻，以上方加减续服10剂。三诊：症状基本好转，但上、下楼膝关节还有酸痛感，加乌梢蛇10g、三七粉5g，连续服用20剂痊愈。

按： 本例患者为膝关节炎，经中药温经通络、补益肝肾、祛风止痛，结合四生液外敷，治疗一月余，症状基本好转。

讨论： 膝关节炎是一种退行性疾病。本病是一种软骨下骨板磨损，软骨细胞修复减缓或平衡破坏，导致膝关节软骨产生的病理性改变。患者关节周围韧带及滑囊的功能减退，形成组织水肿与关节骨赘增生，导致关节功能障碍。本病非炎症性，属关节退变。

中医认为膝关节炎属"骨痹"范畴，多由肝肾亏虚，血瘀气滞引起。中医有"不通则痛，不荣则痛"的说法，因此采用补益肝肾，活血通络之法治疗本病，结合四生液外敷，降低膝关节炎性反应，改善滑膜细胞状态，从而改善膝关节症状。

乳腺增生、乳腺结节治疗经验

乳腺增生、乳腺结节属于中医"乳癖"范畴，以乳房疼痛和乳房肿块为主要特征。本病好发于30~50岁的中年女性，是女性的常见病之一。迄今国内外尚无特效的治疗药物，梁国川先生多年来采用中医辨证治疗，取得较满意疗效，现介绍如下。

1.诊断特点

（1）一侧或两侧乳房乳腺体局限性或弥漫性增厚，产生肿块，质韧不硬，形状大小不一，边缘清楚。

（2）乳房疼痛往往在月经前加重，月经来潮减轻或消失。

（3）本病病程较长，发展缓慢，且多发于中年女性。

（4）乳房肿块皮色不变，发病与患者精神因素有密切关系。

2.辨证分型

（1）肝气郁滞 乳房肿块多为单个，按之似梅李核，边缘清楚，质坚实，表面光滑能移。

（2）痰气交阻 乳房肿块好发于乳房内侧上方，硬而不坚，推之可动，日久核大而痛。

（3）气滞血瘀 乳房肿块多为双侧，大小不等，呈结节状，刺痛不移，质稍硬，随月经周期而改变。

（4）肝郁肾虚 乳房外侧可扪及核桃大小较硬包块，光滑可移动，轻微压痛感，伴腰膝酸软。

3.治疗方法

中药：乳块消合逍遥散加减。柴胡、香附、赤芍、当归、川芎、浙贝母、王不留行、夏枯草、橘核。肝气郁结明显者加青皮、川楝子、郁金、薄荷、延胡索；痰气交阻者加玄参、牡蛎、海藻、白芥子、浙贝母、山慈菇、黄药子、全蝎；气滞血瘀，肿痛坚硬不消者加桃仁、红花、三棱、莪术、乳香、没药或配夏枯草、牡蛎、海藻、昆布、猫爪草。肾虚明显者加鹿角霜、淫羊藿、巴戟天、菟丝子；肝郁化火者加生地黄、牡丹皮、黄连；心烦不眠者加炒枣仁、合欢皮、首乌藤、黄连；男性加补骨脂、巴戟天、淫羊藿。乳腺纤维瘤属气血凝结，聚而成块，重用夏枯草、路路通软坚散结；乳腺囊肿属痰气交阻，加海藻、瓜蒌壳、白芥子、浙贝母。

西药：他莫昔芬。本品为抗肿瘤药，可阻滞雌激素、乳腺管及周围纤维组织过度增生、硬化。1次口服10mg，每日2次，3个月为1个疗程。如长期使用该药容易导致卵巢功能失调。

病例：陈某某，女，36岁，2013年8月10日初诊。患者诉两侧乳房胀痛，行经时加剧。医院B超检查，提示双侧乳腺增生，右侧乳腺结节0.5×0.6mm。曾服逍遥丸，服药时症状减轻。因心理紧张，来找中医治疗。现精神可，月经先后不定期，经色暗红，有少许血块，量一般。舌质暗红，苔薄白，脉弦细。本病多因肝郁气滞、肝脾失调、气滞血瘀所致。采用疏肝理气，活血化瘀散结，调冲任的治法，经一个多月的治疗，症状好转。

讨论：乳腺增生、乳腺结节与肝、脾、肾、冲任有密切关系。本病多由人工流产手术损伤冲任，致使冲任失调或情志内伤导致肝郁气滞、肝脾失调、血瘀痰凝聚结导致。西医学认为，乳腺增生与卵巢功能失调有密切的关系。因为雌激素、孕激素二者之间比例失调和个体乳腺组织对雌激素失衡状态产生异常反应有关，所以治疗重在恢复卵巢功能，调整卵巢性激素水平。平时可服用维生素B_1、维生素E，能在一定程度上改善卵巢功能，减轻经前乳腺水肿，缓解乳房疼痛。

本病目前尚无理想的治疗药物和方法。手术治疗，术后常复发，性激素治疗，效果不理想，且副作用大。许多药品只能缓解疼痛症状，缩小肿块，但不能根治乳腺增生、乳腺结节的病理改变。采用中医药对症治疗，可取得较明显疗效。

排卵障碍性不孕症治疗经验

不孕症是临床常见的多发病。该病病因多，病机复杂。排卵障碍是不孕症的重要因素之一，排卵障碍性不孕症约占不孕症患者20%~30%。排卵是指女性卵巢释放出成熟卵子的过程，必须有中枢神经系统、下丘脑、垂体以及良好的神经内分泌反馈调节才能实现。当卵巢排卵功能障碍导致无法排卵或卵泡发育不正常，为排卵障碍性不孕症。

1.病因病机

西医认为，卵泡的生成与下丘脑-垂体-卵巢轴有关。排卵是一个复杂的过程，生育期女性的卵巢每月有滤泡生成，卵子发育成熟，不能排出，在卵巢内自行消亡，或卵巢产生的卵泡不成熟，往往发育到10mm左右就消亡。卵巢分泌的激素只有雌激素，而无黄体形成，子宫内膜只有增生变化，没有分泌变化，成熟卵子不能从卵巢排出，造成排卵障碍，导致不孕。

中医认为，卵泡的生成与肾、冲任、天癸有关。《圣济总录》云："妇人所以无子者，冲任不足，肾气虚寒故也。"肾藏精，主生殖，排卵障碍主要由肾虚引起。肾气不足，则不能涵养胞宫，阴精不足，则天癸不充。天癸的生理作用是促进人体的生长、发育和生殖功能，维持女性月经和胎孕所必需的物质。它是决定月经来潮和性生殖功能的关键。冲脉为血海，任脉主胞胎，任脉通，太脉盛，月经以时下。天癸成熟是冲任通盛的前提，所以肾、冲任、天癸三者的协同作用，以维持人体的性生殖功能。

2.诊断

患者往往没有明显自觉症状，只是卵泡发育不正常或不排卵。①基础体温测定连续3个月以上为单相；②B超连续监测2~3个月卵泡，无优势卵泡发育或卵泡未排出；③子宫内膜较薄、婚久不孕、月经不调、腰酸、胸胀或情绪不稳定等。诊断排卵障碍性不孕，要排除排卵障碍以外原因导致不孕，如输卵管阻塞、多囊卵巢综合征、肿瘤等。

3.治疗

根据临床经验，采取中西医结合治疗，治疗效果更佳。枸橼酸氯米芬片（又名克罗米芬）50mg，月经第5天口服，每天1次，连用5天，持续治疗3个月经周期。卵泡发育可达20mm左右。中医采用补肾益气，温养冲任之法治疗本病。熟地黄、当归、黄芪、党参、白术、菟丝子、淫羊藿、鸡血藤、枸杞子、桑椹子、黄精、紫河车、阿胶、龟甲胶、柴胡、香附。阳虚加巴戟天、补骨脂；阴虚加女贞子、何首乌、覆盆子、山茱萸。月经第5天口服，每日1

剂，连续服10天。

病例：李某某，女，28岁，2013年5月9日初诊。患者诉婚后3年未孕，曾在医院服西药促排卵，卵泡大致21×22mm，多项检查排除多囊卵巢综合征和高泌乳素血症。现精神较差，月经量少，色暗红，每次经期迟后，行经时腰酸痛。舌质淡红，苔薄，脉沉细。诊断为不孕症之阴血亏虚型。治疗宜滋阴养血，补肾种子。熟地黄15g、山茱萸10g、怀山药15g、女贞子20g、墨旱莲15g、菟丝子20g、五味子8g、覆盆子15g、枸杞子15g、车前子10g、巴戟天15g、杜仲10g、桂枝8g、续断10g、淫羊藿15g，10剂，每日1剂，水煎服。二诊：患者服药后，腰酸痛减轻，续以上方加减，连续服3个月经周期。来电告知已怀孕。

按：要怀孕，先调经。患者阴血亏虚致月经不调，治疗重用滋阴养血之药，使肾得封藏。淫羊藿、巴戟天、桂枝、杜仲补肾阳，促黄体功能健全。菟丝子、枸杞子、覆盆子等补肾精，肾精充盈，则受孕而胎安。

讨论：排卵障碍性不孕属中医"不孕症"，主要是卵巢病变、内分泌紊乱等因素引起。克罗米芬是一种抗性激素药，对雌激素具有双重拮抗作用。克罗米芬主要在下丘脑发挥作用，促进黄体生成素、卵泡生长素的合成和分泌，刺激卵泡生长。卵泡成熟后，雌激素大量释放，促进促性腺激素释放，使之排卵。配合中医促卵泡汤可增强其疗效。

促卵泡汤中熟地黄、黄精益肾固精，养血，补肝肾；当归、鸡血藤养血调经，活血通络；桑椹子、枸杞子补肝肾之不足；菟丝子、淫羊藿补肾助阳；黄芪、党参、白术补中益气；阿胶、龟甲胶、紫河车填精补髓益肝肾尤为重要。排卵障碍多因下元亏虚，精血耗损，用寻常草木之品治疗的同时，选用鹿茸、龟甲胶、紫河车、阿胶、鱼鳔胶等血肉有情之品，填精补髓，奏效尤佳。

排卵障碍性不孕症病因复杂，病机多变。患者多因先天肾气不足，房事不节或其他因素耗损肝肾精血，以致天癸乏源，冲任血海空虚。用克罗米芬促排卵，配合中医促卵泡汤补肾疏肝。肾气旺盛，肾精充足，是卵巢正常排卵的物质基础，疏肝行气，推动气血活动，是促排卵的必备条件。中西医结合治疗对排卵障碍性不孕有较好的效果。

治疗不孕不育症的临床体会

不孕不育症涉及学科较广，包括妇科学、男科学、泌尿外科学、性病学、生殖医学及免疫学等多个学科。近年来，本病发病率愈来愈高，据报道，不孕不育症的发病率仅次于癌症及心血管疾病，属于三大疑难病之一。

生育是一个复杂的生理过程：①女性卵巢排出正常卵子，男性精液中含有正常生育的精子；②卵子和精子能在输卵管内相遇，结合成孕卵，输送入宫腔；③子宫内膜适合孕卵着床，卵巢分泌维持胚胎发育的激素。可见不孕不育是夫妻双方的问题，治疗需要双方都进行检查，明确诊断。

1.男性病因

（1）精浆异常，精液黏稠不液化。

（2）精子数量少，活动力差。如弱精症、死精症。

（3）雄激素缺陷，睾丸精曲小管无生精细胞。促卵泡生成素（FSH）、黄体生成素（LH）、睾酮（T）下降，性腺功能低下，影响性功能及精子生成。促卵泡生成素（FSH）、黄体生成素（LH）升高，睾酮（T）下降，睾丸功能衰退。

（4）精子运送障碍。输精管阻塞、阳痿、早泄、不射精症等性功能障碍。

（5）精索静脉曲张，造成畸形精子、少精。

2.女性病因

（1）排卵功能障碍，无排卵或黄体功能不全。

（2）内分泌功能紊乱，重点检查生殖激素六项。雌激素（E2）、孕酮（P）低，睾酮（T）升高，影响月经及排卵；血清泌乳素（PRI）水平升高，大于25μg/L属于高泌乳素血症；黄体生成素（LH）、促卵泡生成素（FSH）大于40U/L，提示卵巢功能早衰。

（3）输卵管炎症、卵巢囊肿引起的输卵管阻塞。

（4）生殖器炎症，如阴道炎、宫颈炎、子宫内膜炎及盆腔炎。

3.临床检查

男性精液常规及精子功能试验，前列腺检查（化验前列腺液、B超检查），内分泌五项检查（尤其是雄激素）。女性排卵检测（B超检查、排卵试验、基础体温监测），宫颈黏液及子宫内膜检查，输卵管造影，内分泌六项检查，宫腔镜，阴道镜，腹腔镜。特殊检查如X线检查、CT、MRI。

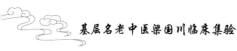
4.治疗

不孕不育症是复杂疑难的病症。随着医学科技发展和人文进步，在中医整体观念的指导下，我们吸收前人的辨证论治精华以及西医学辨病之所长，对不孕不育症采取有效的治疗。

（1）整体观念，治病求本　人是一个统一的整体，所以要抓住疾病的根本，即主要矛盾。这是治疗不孕不育症的关键所在。

（2）扶正祛邪　扶正是通过补益方法，扶助人体正气，增强防病能力，祛邪是消除寒、热、湿、痰、瘀等致病因素，达到治疗不孕不育症的目的。

（3）调理脏腑、气血、冲任　中医注重人体内外的平衡与和谐，强调通过调理脏腑、气血和冲任来达到身体的健康。在脏腑调理方面，中医通过药物、食疗、气功等方法，调整五脏六腑的功能，消除脏腑间的失调与不和，使人体内部环境达到平衡。气血调理则是中医调理身体的重要手段之一，通过调理气血的生成、流通与分布，维持人体正常的生理功能，预防和治疗各种疾病。同时，中医也重视调理冲任，即调理冲脉和任脉，这两条经脉与人体的生殖、泌尿、内分泌等系统密切相关，调理冲任有助于调节人体的生殖功能和内分泌平衡，维护身体的健康。

月经不调的中医辨证治疗

月经不调是指月经周期、经期和经量发生异常以及伴随月经周期出现明显不适症状的疾病。其发生与脏腑功能失调、气血不和导致冲任二脉的损伤密切相关。辨证应着重观察患者月经周期及月经的量、色、质，还有伴随月经周期出现的症状，其治疗应以治本调经为主。

一、诊断

1.分类

月经周期在 21～35 天属正常范围。经期 3～7 天，一般行经总量为 50～80ml。

（1）月经先期　月经周期提前7天以上，月经量基本正常。

（2）月经后期　月经周期延后7天以上，月经量基本正常。

（3）月经先后不定期　月经周期提前或延后1～2周者，经期长而经量正常。

（4）月经过少　月经周期正常，经量明显少于既往，经期不足2天甚或点滴即净者。

（5）经期延长　月经周期正常，经期超过7天甚或2周才净者。

（6）月经过多　月经周期正常，经量多，大于80ml。

2.病因

（1）精神因素　长期处于抑郁、不安、紧张以及恐慌等不良负面情绪中，或者在经历重大精神挫折与创伤后，可能会对下丘脑及垂体的功能产生影响，引起内分泌失调，致使卵巢功能异常，从而出现月经不调。

（2）药物因素　若长期服用各种避孕药，可能会影响机体的正常功能，从而导致月经不调的发生。

（3）疾病因素　子宫肌瘤、子宫内膜异位症、子宫腺肌症、子宫内膜息肉以及生殖道炎症等，是引起异常子宫出血的常见原因。多囊卵巢综合征主要引起月经稀发、月经量减少和闭经慢性肝炎、血液病等慢性消耗性疾病也可破坏机体的正常状态，引起月经不调。甲状腺功能亢进或甲状腺功能减退也是导致月经不调的原因之一。

（4）其他因素　使用宫内节育器会引起月经不调。过度节食、运动量过大或疲劳，吸烟、酗酒及熬夜等不良生活习惯，可导致身体各项机能下降，影响机体的平衡状态，甚至可能引起内分泌失调，使月经出现异常。

3.中医辨证

（1）脾肾气虚证　月经先期，月经过多，经血淡红，经质稀薄，神疲乏力。伴少气懒言，自汗。脉虚无力，舌淡、胖或有齿印。

（2）气血虚弱证　月经后期，月经过少，经色淡红，经质稀薄，面色萎黄。伴头晕眼花，心悸，失眠。舌色淡、苔薄，脉细弱。

（3）肝肾阴虚证　经行先期或经期延长，经色深红，质稠。伴五心烦热，咽燥口干，潮热颧红，便结，尿短赤。舌红，少苔或无苔，脉细数。

（4）肝郁气滞证　经行先后不定期，淋漓不畅，痛经或经闭，经色暗红或挟有血块，经前乳胀。伴小腹胀痛，痛无定处。舌苔薄白，脉弦或涩。

（5）瘀血阻滞证　经期不定，量多或少，色紫有块，经行不畅，小腹或少腹疼痛，痛处不移。伴口干不欲饮。舌紫暗或有瘀点瘀斑，脉弦或涩。

（6）湿热下注证　经行先期，经量过多，色紫红，质稠，或有血块。伴口干发热，渴喜冷饮，心胸烦闷，小便赤涩，大便黏滞不爽。舌红苔黄腻，脉滑数。

（7）血寒凝滞证　经行后期，量少，色暗红或有血块。伴畏寒肢冷，小腹或少腹疼痛，得热则痛减，便溏，小便清长。舌淡暗，苔白润，脉沉迟。

（8）痰湿阻滞证　经后期，经行泻泄，经色淡红，质黏腻。伴面色㿠白，胸腹痞满，倦怠乏力，形体肥胖，便溏，心悸气短。舌淡，舌胖嫩，苔白腻，脉缓滑无力。

二、治疗

月经不调的治疗原则：①调理气血，女性以血为本；②补肾填精，肾为先天之本，主藏精；③补气健脾，脾为化生之源；④疏肝理气，肝藏血，主疏泄，性喜条达。调理得当，则经血顺时而至。

1.脾肾气虚证

治法：健脾补肾，益气调经。

方药：举元煎合归肾丸加减。党参20g，黄芪20g，白术15g，炙甘草6g，熟地黄20g，川续断15g，补骨脂15g，菟丝子20g，艾叶10g，何首乌30g，当归12g。

方解：本方用党参、黄芪、白术健脾益气，熟地黄、补骨脂、菟丝子、川续断补肾，艾叶温经止血，何首乌、当归养血调经，炙甘草调和诸药。

2.肝肾阴虚证

治法：滋养肝肾，清热调经。

方药：二至丸合两地汤加减。女贞子15g，墨旱莲18g，干地黄20g，白芍15g，玄参15g，麦冬15g，山茱萸12g，菟丝子15g，五味子9g。

方解：本方用女贞子、墨旱莲、山茱萸、菟丝子滋养肝肾，干地黄、白芍、玄参、麦冬滋阴清热，五味子交通心肾、收涩止血。

3.气血虚弱证

治法：益气养血调经。

方药：滋血汤加减。当归15g，熟地黄30g，白芍12g，川芎10g，党参15g，黄芪15g，白术12g，茯苓20g，鸡血藤30g，黄精20g，何首乌20g。

方解：本方用当归、熟地黄、白芍、川芎、鸡血藤、何首乌、黄精补血养血，党参、黄芪、白术、茯苓、炙甘草益气健脾，助生化之源，诸药共奏补益气血调经之功。

4.肝郁气滞证

治法：疏肝理气调经。

方药：逍遥散加减。柴胡12g，白芍15g，当归12g，茯苓15g，白术9g，香附12g，郁金12g，木香（后下）6g，炙甘草6g。

方解：本方用柴胡、香附、郁金、木香疏肝理气，当归、白芍养血调经，茯苓、白术健脾和中。

5.血寒凝滞证

治法：温经散寒调经。

方药：温经汤加减。桂枝10g，艾叶10g，熟附子9g，当归15g，川芎12g，炙甘草6g，党参20g，白术15g，牛膝12g。

方解：本方用桂枝、艾叶、熟附子温经散寒调经，当归、川芎养血活血调经，党参、白术、炙甘草益气调经，牛膝活血化瘀通经。

6.瘀血阻滞证

治法：活血祛瘀调经。

方药：桃红四物汤合失笑散加减。当归12g，川芎9g，赤芍12g，熟地黄15g，桃仁10g，红花6g，炒蒲黄10g，五灵脂10g，益母草30g。

方解：本方用四物汤养血活血调经，桃仁、红花、炒蒲黄、五灵脂、益母草祛瘀止血。

7.痰湿阻滞证

治法：化痰燥湿调经。

方药：苍附导痰丸加减。法半夏15g，陈皮6g，茯苓20g，苍术10g，白术10g，胆南星12g，香附12g，枳壳12g，当归12g，川芎9g。

方解：本方用法半夏、陈皮、茯苓化痰燥湿、和胃健脾，苍术、白术燥湿健脾，胆南星燥湿化痰，香附、枳壳理气行滞，当归、川芎活血调经。

8.湿热下注证

治法：清热利湿调经。

方药：四妙散加减。黄柏10g，苍术10g，薏苡仁30g，茵陈15g，赤芍15g，牡丹皮12g，香附12g，车前子15g，败酱草20g，金银花20g。

方解：方中用黄柏、茵陈、败酱草、金银花清热解毒利湿，薏苡仁、车前子利水渗湿，苍术燥湿健脾，赤芍、牡丹皮清热凉血，香附理气调经。

中医治疗闭经临床经验

凡是女性年逾18周岁，月经尚未来潮，或行经后出现连续3个月以上停经者，称为闭经，又称"女子不月""月事不来""血枯"。闭经是妇科常见病，多发病。由于病因复杂，病程较长，治疗比较棘手。闭经在临床上分为原发性闭经和继发性闭经。中医将闭经分为肝肾亏虚、气血虚弱、阴虚内热、气滞血瘀、痰湿阻滞等不同证型，治疗应根据证型进行辨证施治，现介绍如下。

1.辨证诊断

闭经与气血、冲任、脏腑功能有密切关系。闭经主要有虚、实两种，虚者多为阴血不足，经血枯竭，血海空虚，无血可下；实者为痰、湿、瘀邪阻隔冲任，气滞血瘀，冲任滞涩，脉道不通，经血不得下行。

（1）肝肾不足　肾为先天之本，如果先天禀赋不足，肾气虚弱，精气未充，肝失濡养，导致冲任俱虚，经闭不行；或肾阳虚，不能温煦胞宫，虚寒凝滞，遂致经闭。此类闭经多见于卵巢功能不全或早衰。

（2）气血虚弱　脾为后天之本，素体脾胃虚弱，化源不足，或大病、久病、产后失血过多，营血亏损，冲任空虚，无血下达胞宫，以致经闭不行。席汉综合征属于此类范畴。

（3）气滞血瘀　气为血之帅，血为气之母，气行则血行，气滞则血瘀。情志抑郁，肝失条达，肝郁化火，热邪伤津，导致血行不畅，引起闭经。

（4）肝肾阴虚　久病耗血伤阴，或过食辛燥，灼伤津血，以致阴虚血燥，血海干枯，经水不下。

（5）痰湿瘀阻　脾失健运，或素体肥胖，聚湿成痰，痰湿阻滞，冲任不通，或痰湿受阻致塞，脉道不通，经血不得下行。此类闭经多见于肥胖者、多囊卵巢综合征患者。

2.辨证治疗

治疗闭经要根据病证的虚实选择治疗方法。虚证宜补而通，但不可滋腻，实证宜通而补，但不可峻攻。一般在调理脏腑气血的同时，攻补兼施，因势利导。

（1）肝肾不足　症见月经数月不行，伴头晕、腰膝酸软、耳鸣、神疲乏力。舌质淡红，苔薄，脉沉细。宜调补肝肾、养血调经。自拟补肾调经汤，熟地黄、怀山药、山茱萸、当归、白芍、菟丝子、枸杞、杜仲、黄芪、淫羊藿、紫河车、巴戟天、紫石英。全方补肾益精、调肝脾、益冲任，后期可用六味地黄丸、乌鸡白凤丸调理。

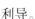病例：陈某某，女，35岁。2017年5月9日初诊，闭经半年。患者身体尚可，无明显诱因，患者自觉全身乏力，腰膝酸软，小腹及四肢不温，白带量少，饮食睡眠尚可，二便正常。舌淡红，苔白，脉细。B超提示子宫、附件无异常，子宫内膜厚4mm。处方：熟地黄15g、当归10g、川芎8g、白芍12g、淫羊藿15g、巴戟天15g、菟丝子15g、枸杞子15g、覆盆子15g、牛膝12g、杜仲10g、紫石英30g、丹参12g，连服2周，14剂，每日1剂，水煎分2次温服。二诊：5月24日，患者服药后月经未来潮，上方加紫河车10g、山茱萸15g，续服14剂，用法用量同前。三诊：6月7日，患者服药在6月2日经至，量少、色红、无不适症状。舌质红，苔薄白，脉细缓。拟上方加减调服2月余，现月经已能按时来潮。

按：患者肝肾亏虚，引发闭经。肾为先天之本，月经与肾有着密切的关系，天癸是女性重要的生理物质，肾虚则天癸竭。肝藏血，肾藏精，精血同源，脾为生化之源。肝、肾、脾协同作用，使经血来潮，肝损则藏泄无权，导致闭经。故在治疗中重点补益肝肾，兼以行气活血通经。用自拟补肾通经汤，该方是由四物汤合五子衍宗丸合二紫汤加减，方中四物汤养血调经，五子衍宗丸补肾种子，紫河车补肾精，丹参、牛膝活血化瘀通经、引血下行，紫石英温肾。上药同用，共奏补肝肾、调冲任之功。经血充盈，则月经来潮。

（2）气血虚弱　脾失健运，化源不足，或心脾气虚，经量渐减，继之闭经。伴脸色苍白、头晕眼花、心悸气短、四肢乏力、食欲不振、毛发无泽。舌质淡，苔白，脉细缓无力。宜调补气血，养血通经，选用归脾汤或人参养营汤加减：黄芪、陈皮、党参、白术、茯苓、熟地黄、当归、白芍、五味子、炙远志、炙甘草、阿胶。可补气、生血、养营，使血海满盈，月经来潮。

病例：王某某，女，26岁，2019年6月3日初诊。患者半年前做人流手术，术后2个月，月经来潮，经量少，色暗红。近4个月未行经，小腹隐痛，空虚感，曾服中药未见起效。现头晕、心悸气短、神疲乏力、睡眠差。

舌质淡，苔白，脉细弱无力。处方：黄芪30g、陈皮6g、党参15g、炒白术10g、茯神15g、当归8g、白芍12g、五味子8g、炙远志12g、阿胶（烊化）10g、炙甘草6g。7剂，每日1剂，水煎服。二诊：6月11日，服药后症状好转，月经仍未来潮。拟上方加川牛膝10g、淫羊藿15g、菟丝子20g，7剂，每日1剂，水煎服。三诊：6月18日，月经来潮，量少，色暗红，小腹隐痛，其余症状均有好转。四诊：以上方调服3周，7月20日来潮，其他无异常。嘱其服用归脾丸或八珍丸调治，1年后随访，月经正常来潮。

按：患者行人流手术后，气血虚弱，脾失健运，化源不足，气血无以化生，冲任失养，则血不下，导致闭经。治疗选用归脾汤合人参养荣汤加减。健脾补气养血，加菟丝子、淫羊藿填精补肾，牛膝活血引血下行。全方以补气养血为主，活血调经为辅，经血自行而下。

（3）气滞血瘀　气机阻滞，瘀血内阻引起闭经。伴精神抑郁、烦躁、易怒、胸肋及乳房胀痛、少腹胀满不适，拒按。舌紫暗，苔薄，脉沉涩。宜桃红四物汤或少腹逐瘀汤加减：桃仁、红花、归尾、赤芍、泽兰、香附、川牛膝、益母草、乌药、延胡索、刘寄奴。上述方药奏活血化瘀，行气通经之功。

病例：吴某某，女，30岁，2018年10月5日初诊。患者闭经4个多月。因夫妻吵架，天天闷闷不乐，逐渐月经不下。现胸胁胀痛、烦躁、睡眠差、少腹痛拒按。舌质暗红，苔薄，脉沉。处方：桃仁12g、红花10g、当归10g、赤芍12g、白芍12g、川芎9g、柴胡10g、川牛膝10g、香附10g、郁金10g、枳壳10g、桔梗8g。7剂，每日1剂，水煎服。二诊：10月13日，自觉小腹痛，有下坠感，但月经未下，以上方加土鳖虫10g、益母草15g、桂枝10g。6剂，每日1剂，水煎服。药汁内服，药渣外敷少腹。服药后，经血来潮，伴有大量黑色血块，胸胁及腹痛均已消失。

按：本例患者为气滞血瘀的实证，治疗以桃红四物汤合柴胡疏肝散行气活血。加土鳖虫破血化瘀，桂枝温阳通经，月经很快来潮。根据临床经验，行气活血时加温阳通络的桂枝，效果更佳。

（4）肝肾阴虚　素体阴虚或久病阴血亏损，血虚生内热，热燥血亏，终至闭经，伴五心烦热、两颧潮红、盗汗。舌质红，苔少，脉细数。宜滋阴清热，凉血通经。拟一贯煎合知柏地黄汤加减：生地黄、沙参、麦冬、当归、枸杞、地骨皮、知母、黄柏、龟甲、怀山药、牡丹皮。

病例：乐某某，女，28岁，2018年7月16日初诊。患者形体消瘦，平素月经量少，阴血亏虚，血虚生内热，终至闭经。两颧红、五心烦热、盗汗。舌质红，苔少，脉细数。B超检查：子宫正常大小，双侧附件未见异常。处方：生地黄15g、北沙参10g、麦冬10g、当归10g、枸杞15g、知母10g、黄柏10g、地骨皮10g、怀山药15g、牡丹皮10g、浮小麦30g。7剂，每日1剂，水煎分2次服。二诊：7月23日，患者服药后，潮热、盗汗好转，但月经仍未来潮，上方去浮小麦、黄柏，加龟甲15g、女贞子30g、墨旱莲20g。续服7剂，用法用量同前。三诊：7月30日，患者月经来潮，量少，色红，其余症状好转。嘱其续服10剂，并以二至丸合六味地黄丸巩固疗效。半年后随访，月经正常来潮，体重增加3kg。

（5）痰湿瘀阻　湿困脾胃、脾失健运、痰湿内阻所致闭经。形体肥胖、胸胁满闷、神疲倦怠，伴带下量多。舌苔白腻，脉滑。宜除湿祛痰，活血通经，拟苍附导痰丸加减：法半夏、茯苓、陈皮、苍术、醋香附、胆南星、炒枳壳、生姜、石菖蒲、川牛膝、紫石英、桂枝、莪术。

病例：乐某某，女，31岁，2018年10月15日初诊。患者在制衣厂工作，因喜食烧烤、油炸等肉食，久坐缝衣机，运动少，形体肥胖。月经错后，逐渐闭经不来，最近3个多月未至。B超提示子宫内膜厚5mm，双侧卵巢多囊改变。处方：苍术12g、醋香附12g、半夏10g、陈皮8g、茯苓15g、胆南星6g、炒枳壳10g、当归10g、白芍12g、川芎10g、菟丝子15g、川牛膝10g，共7剂，每日1剂，水煎分2次服。二诊：服药后，月经未至。上方加三棱、莪术10g，续服7剂，用法用量同上。三诊：月经仍未来潮，改方用法半夏10g、陈皮10g、柴胡8g、桃仁10g、红花10g、当归15g、川芎9g、赤芍12g、川牛膝10g、生山楂20g、三棱10g、莪术10g、益母草15g、白芥子8g，续服7剂，每日1剂，水煎分2次服。四诊：服药后，月经来潮，量少，色暗红。用妇科涤痰汤加减，炒白术15g、茯苓15g、陈皮10g、法半夏10g、当归10g、香附15g、生山楂15g、川芎6g、白芍12g、菟丝子15g，7剂。后用乌鸡白凤丸、当归养血膏调理，嘱其坚持服2~3个月经周期，以观疗效。半年后随访，月经周期正常，体重有所下降。

按：该患者素体肥胖，多湿多痰，痰湿壅滞而闭经。痰湿是标，肾虚是本，故先祛痰除湿，活血通经治其标，经通后当用乌鸡白凤丸、当归养血膏补肾健脾治其本。肾精充足，脾气健运，则痰湿除，月经自然而下。

讨论：闭经是妇科常见病，多发病，首先要判断患者是否怀孕。闭经是

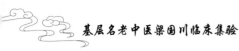

经血阻塞不下，治疗以补肝肾，益心脾，调气血为主，也要分辨痰、湿、寒、瘀阻滞或情志多方面因素，进行养正、温化、疏通，使气血充盈，升降得宜。切不可一见闭经，不分虚实，滥用攻下方，或一味峻补。临证一定要详审虚实，谨守病机，辨证施治。

功能性子宫出血治疗心得

功能性子宫出血简称功血，是妇科常见病、多发病。临床以经血非时而下，淋漓不净，或暴下如注，潮期无止为主要特征。功血属于中医"崩漏"范畴。由于脏腑功能失常，气血失调，胞宫统血无能，导致功能性子宫出血。临床上要与妊娠流产、肿瘤、炎症及全身出血性疾病鉴别。功血主要症状是月经周期紊乱，经量增多，出血时间延长，淋漓不净或大量出血。病变部位在胞宫，病机是脾气虚弱，肝肾亏虚，冲任受损。感受风、湿、热邪，表现为以热、虚、瘀为主要症状的病变。

冲任热盛，热血妄行。阴道骤然大量下血，或漏红日久，血色深红，黏稠有血块，伴头痛面赤、口渴喜冷饮、溲赤便秘。舌质红，苔黄，脉滑数。治疗用芩栀四物汤或清经汤加减。经量多如崩加生地黄炭、紫草根、仙鹤草、墨旱莲，增强清热止血之效；经量减少用生地黄、白芍、阿胶、麦冬养阴清热。平时用生地黄、牡丹皮、地骨皮、侧柏叶、黄芩、地榆凉血，佐以少量当归、川芎活血养血。

《黄帝内经》曰："阴虚阳搏谓之崩。"阴虚则水不济火，产生内热，热扰血海，冲任不固，引起功血。症见出血淋漓，日久不净，经色鲜红，质稠，伴午后潮热、烦躁不寐、手足心热、口干咽燥。舌质红，苔微黄，脉细数。治疗用两地汤加二至丸。生地黄、地骨皮、玄参、麦冬、阿胶、白芍清热凉血，二至丸养阴止血，血多加地榆、侧柏叶凉血止血。

脾气虚弱，统摄无权，冲任不固，不能制约经血，或出血过多。脾损及心，出现气血两虚，多发生于女性更年期。症见崩漏下血，或淋漓不净，血量多、色淡、质稀，伴身体倦怠、气短懒言、小腹有下坠感，或心悸少眠多梦。舌质淡，苔白，脉沉细。治疗用补中益气汤或归脾汤加减。如出血多，时间长加艾叶炭、海螵蛸、荆芥炭；热甚加黄芩，栀子；纳差加神曲、麦芽；如有伤阴者，禁用温燥之品，以免助火伤阴，导致出血增多。

郁热证好发于育龄期女性。该阶段女性多虑善怒，肝气不舒，郁而化热。"气有余，便是火"，火郁于内，扰动血海，迫血下行。症见经量或多或少，淋漓不断，色暗红或有血块。伴心烦易怒、胸闷、乳房及两胁胀痛、口干口苦。舌质红，苔薄黄，脉弦数。治疗以丹栀逍遥散或清肝解郁汤加减。出血多加黄芩、侧柏叶、地榆凉血止血；有瘀加炒蒲黄、茜草根凉血祛瘀。

肾为水脏，主藏精。肾水不足，虚火内生，伤及血海，导致血崩。常发生于女性更年期及青春期。症见出血量多或淋漓不断，色鲜红，质黏稠，伴头晕耳鸣、腰膝酸软、盗汗。舌质红，苔少，脉细数。治疗以左归饮或六味地黄汤加减。熟地黄、墨旱莲滋阴养血，枸杞、女贞子、山茱萸、龟甲、阿胶、怀山药补肾阴，益冲任。

湿热蕴蒸胞宫，灼伤血络，血不循经而至崩漏下血，多发于更年期及育龄女性。症见经色深红或紫黑，血质黏稠，夹带浊气、臭秽，赤白相兼，带下绵绵，伴有腹部隐痛、腰骶酸痛、身热汗出、心烦少寐、尿黄赤。舌质红，苔黄腻，脉滑数。治以清胞中之火，利下窍之湿为主。方用龙胆泻肝汤、萆薢分清饮加减。黄芩、栀子、地骨皮、青黛、萆薢、蒲公英、车前子、滑石清热利湿。热盛加土茯苓、白花蛇舌草；痛甚夹瘀有血块加赤芍、丹参、香附炭；咽喉红痛加玄参、麦冬。

凡出血过多，阴损及阳，呈现虚寒及阳虚之象，多见于更年期女性。由于真阴亏损，阳气不化，导致脾、肾阳虚，冲任失摄，血溢妄行。症见经血淋漓不净，血色淡红，质稀。舌质淡，舌边有齿痕，苔薄白，脉沉细。如面目虚浮，心悸气短，纳呆便溏脾阳虚者，用附子理中汤加减；如腰膝酸软，四肢不温，精神不振肾阳虚者，用右归饮或金匮肾气丸加减。以鹿胶、淫羊藿、补骨脂温阳固气，肉豆蔻、赤石脂、海螵蛸、牡蛎、血余炭摄纳阴血，黄芪、党参补气，佐以熟地黄、山茱萸、怀山药补阴血，以防温燥。

瘀血阻络，停滞不化，阻塞脉络，新血不能归经，则离经之血妄行。多发生于更年期及青春期女性。症见月经淋漓不爽，血色紫黑成块，少腹疼痛拒按，瘀块排出则疼痛减轻。舌质紫，夹有瘀点，脉沉实或细涩。古人云："离经之血必有瘀。"根据通因通用的原则，以生化汤合失笑散加减。出血过多，加炒蒲黄、海螵蛸、茜草根化瘀止血。有寒者加炮姜、艾绒温经止血；夹热者加黄芩、牡丹皮清热凉血。

西医学认为，由于丘脑一垂体、卵巢轴的神经内分泌功能失调，引起子宫内膜异常出血，治疗比较棘手。西医一般用止血剂、激素类药物及刮宫手术止血。中医治疗崩漏，初用止血，以塞其流，中期调整周期，以澄其源，后期补气血，养肝肾，调冲任，以复其旧。做到急则治其标，缓则治其本，热者清之，虚者补之，实者攻之。不能一见血就用止血之品，以免闭门留寇。根据临床经验，中医将功血分为血热、肝郁、湿热、阴虚、气虚、肾虚、虚寒、血瘀的不同证型，分别采用八法治疗，随症加减，屡见成效。

中医周期治疗不孕症临床探讨

不孕症的病因病机复杂，是一种疑难性疾病。根据患者的月经周期及不同阶段的生理变化，采用中医辨证治疗。以补肾精为主，配合益气养血、疏肝理气、活血调经的方法，进行分期治疗，从而调整脏腑、冲任、胞宫的功能状态。

月经是受下丘脑–垂体–卵巢性腺轴调控而有规律地产生排卵的过程。一旦功能紊乱，则引发月经异常，导致不孕。梁国川先生多年来根据不同患者的月经周期性变化，采用中医辨证治疗，取得较满意疗效，现介绍如下。

1.行经期

行经期指月经来潮的持续时期。由于黄体从成熟转向退化，雌激素及孕激素的分泌也迅速减少，子宫内膜失去支持而剥落出血，基础体温下降。中医认为此期胞脉充盈，血海满溢，为阳转入阴的阶段。治疗宜理气活血调经，因势利导，促进经血顺利排泄。拟四物汤加丹参、泽兰、香附、益母草调治，偏血寒者加吴茱萸、桂枝温经活血，偏血热者加生地黄、牡丹皮、栀子凉血通经。

不孕症患者治疗期间要注意检测基础体温。如高温不降，要考虑怀孕的可能，不宜妄用活血调经之品，以补肾为主，适当加入安胎的药物。

2.经后期

经后期又称卵泡发育期，是月经周期的第7～14天。此期女性卵泡发育，雌激素分泌逐渐增加，子宫内膜增生修复，为排卵做好准备。因此要为卵泡的正常发育提供充足的物质基础，促使卵泡正常发育成熟。中医认为经后期为阴血的恢复期。胞宫在肾气的作用下，达到精血充盈，气血调和的状态。治疗要做到补肾滋阴，益精养血，促进卵泡发育。可选用熟地黄、山茱萸、女贞子、墨旱莲、枸杞、白芍、菟丝子、牛膝、淫羊藿、紫石英、山药、鹿角霜。

经后期以滋阴为主，稍佐温肾补气之品，使天癸充盛，以促卵泡发育成熟。张景岳曰："善补阴者，必于阳中求阴。"所以在补肾药物中，加入助阳药，以达到补阴作用。同时加入太子参、白术、砂仁健脾醒胃，以保证脾胃正常运化，防止滋阴药产生腹胀、腹泻之弊。

3.经间期

经间期又称排卵期，是月经周期第14～15天。随着卵泡发育成熟，雌激素分泌形成高峰，从而刺激脑垂体分泌大量黄体生成素（LH），导致成熟的卵泡破裂。中医学认为，此期肾之阴精进一步充实，在阴阳交替，重阴转阳的情况下，进行转化。有些女性可出现乳房胀痛或一侧小腹隐痛，白带增多，基础体温上升等情况。本期治疗的关键是补肾活血，理气通络，促进排卵。可选用仙茅、淫羊藿、肉苁蓉、菟丝子、桃仁、红花、泽兰、香附、牛膝、王不留行、路路通、桂枝。

4.经前期

经前期又称黄体期，是月经周期第15～28天。此期的特点是成熟卵泡破裂，排卵后形成黄体，黄体细胞分泌大量的孕激素和雌激素，使子宫内膜由增生期进入分泌期，并继续增厚。中医认为此时阴已转阳，肾气旺，天癸充，冲任盛，为阳气活动旺盛时期，此时男女二精媾和成孕，脏腑气血在肾阳作用下，汇聚冲任，濡养胎元。若未成孕，则脏腑气血下注血海，以使月经应时来潮。治疗宜补肾温阳，益气养血，阴阳互补，以促黄体成熟，为胎孕或下次月经来潮奠定基础。

此期要以维持和促进黄体功能为主，使子宫内膜进入分泌期，为受孕做准备。紫河车为血肉有情之品，能大补气血，益精髓（现代药理研究显示紫河车有雌激素、孕激素及胎盘绒毛膜促性腺激素），有维持黄体功能的独特疗效。肾阳虚加附片、肉桂、补骨脂、仙茅等温肾补阳之品，肾阴虚加山茱萸、女贞子、墨旱莲等滋肾阴的药物。

讨论：月经周期的调节与神经系统及内分泌系统有着密切关系。人体的性腺功能是受下丘脑–垂体–卵巢性腺轴的调控，一旦有炎症或内分泌功能障碍发生，从而引起不孕症，便采用抗感染，诱发排卵，促进黄体分泌，改善宫颈黏液等方法治疗不孕症。中医学认为，人以血为本，月经以血为用。《丹溪心法》云："经水不调，不能成胎。"《女性秘科》云："女子无子，多以经

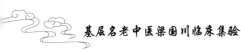
候不调。"故有"种子必先调经"之说，调经重在调理肾、肝、脾。肾为先天之本，藏精，主生殖；肝藏血，主疏泄，精血同源；脾为后天之本，生化之源，脾气健，则气血旺。中医将月经周期分为行经期、经后期（卵泡发育期）、经间期（排卵期）、经前期（黄体期）四个不同的阶段，针对不同阶段不同的病机特点，选用不同的方药进行周期治疗。行经期调经活血通络；经后期补肾养血，促卵泡发育；经间期补肾通络，促卵泡排出；经前期补肾温阳，促黄体成熟。

中医的月经周期治疗，能有效地促使患者下丘脑功能恢复，维持垂体分泌卵泡生成素（FSH）、黄体生成素（LH）值正常，从而恢复卵巢功能，使卵泡生长发育成熟并顺利排出，疗效可靠，切实可行。月经周期治疗是中医治疗不孕症的一大特色。

中医治疗子宫内膜异位症临床体会

子宫内膜异位症（EMT）是妇科常见的疑难病之一。近年来做人工流产手术的患者增多，使得该病的发病率明显上升。EMT主要表现为痛经、月经不调、不孕、癥瘕等。

痛经：本病痛经呈继发性、渐进性的特点，且疼痛较为剧烈。因瘀血不能排出，新血难以归经，故经下愈多愈痛。根据"不通则痛"的理论，化瘀调经止痛，使瘀血内散。方用活络效灵丹加减，当归、川芎、赤芍、桃仁、丹参、牛膝、乳香、没药、香附、桂枝、蒲黄、五灵脂。乳房胀痛加柴胡、橘络、瓜蒌壳；小腹痛加延胡索、乌药；腰痛加续断；寒甚加细辛、艾叶；热甚加焦栀子、牡丹皮、蒲公英。

月经不调：西医学认为，月经量多，经期延长，周期紊乱均为卵巢功能失调。中医认为瘀血停滞，阻于经脉导致月经不调。治疗EMT引起的月经不调不能一味地止血，要化瘀澄源，通因通用。方用桃红四物汤加味，熟地黄、当归、川芎、赤芍、桃仁、红花、香附、血竭、牛膝、生蒲黄。血量过多加田七、茜草根、炒蒲黄化瘀止血；气虚加党参、黄芪；血虚加阿胶；纳差加砂仁。

不孕：EMT引起输卵管周围黏膜黏连和管腔阻塞，影响排卵，导致不孕。一般分期治疗为宜，排卵期宜补肾通络，巴戟天、仙茅、淫羊藿、菟丝子、王不留行、路路通、当归、墨旱莲、续断、牛膝。月经前至行经期应化瘀调经，以失笑散合天台乌药散加味治疗，蒲黄、五灵脂、当归、赤芍、香附、乌药、砂仁、桂枝、延胡索、桃仁，肾气虚加巴戟天、菟丝子、淫羊藿。

癥瘕：EMT导致患者瘀血久积，痰瘀互结，聚而成癥。西医学认为癥瘕发生在子宫肌层称子宫腺肌病，发生在卵巢部位称卵巢巧克力囊肿。治疗宜活血化瘀、软坚散结，以桂枝茯苓丸或消癥丸加减为主方，当归、土鳖虫、川芎、丹参、夏枯草、牡蛎、三棱、莪术、海藻、益母草。体虚加黄芪、党参；癥瘕囊肿或盆腔黏连加水蛭、蜈蚣以搜剔通络，加强疗效。

病例：王某某，女，29岁。2011年5月初诊。患者行经时小腹痛半年余，伴有恶心、呕吐、经量少，色暗红，有血块。曾行刮宫术两次，医院B超提示为子宫内膜异位症。舌质红，苔白，脉细涩。中医诊断痛经，瘀血阻滞胞宫，气滞血瘀。治疗宜活血化瘀，散结消癥，行气止痛。活络效灵丹合桂枝茯苓丸加减，当归10g、川芎10g、赤芍10g、桃仁10g、三棱8g、莪术8g、北柴胡10g、香附10g、乌药10g、延胡索10g、川牛膝12g、制乳香8g、土鳖虫8g、桂枝10g，每日1剂，水煎服，10剂。二诊：服上药后，疼痛减轻，续以上方加减，连续治疗3个月经周期，痊愈，随访半年未复发。

按：患者子宫内膜的组织生长在子宫肌层和子宫腔以外的部位，引起痛经，属中医气滞血瘀证。"不通则痛""不荣则痛"，中医采用行气、活血、化瘀的方法治疗，以桃仁、赤芍、丹参、川牛膝、土鳖虫、延胡索、乳香、三棱、莪术活血化瘀，柴胡、香附、乌药、桂枝行气温经止痛。经几个月经周期治疗而痊愈。该病治疗时间较长，一般要连续治疗多个月经周期，方可痊愈。

讨论：EMT是子宫内膜组织生长在子宫腔面以外的异常位置而出现不适症状的一种疾病。子宫内膜的产生和消失都受卵巢激素的影响。该病多发生于30～40岁的女性。诊断根据患者症状和体征，结合西医学B超、阴道镜，可确诊病变的部位和程度。该病治疗较为棘手，西药治疗以丹那唑为主，治疗时间长，成本高，副作用大。手术治疗，年轻女性且要求生育者不易接受，且多复发。中医运用活血止痛、调经通络、补益肾气之法，对痛经、月经不调、不孕均有明显疗效。

中医治疗卵巢早衰临床观察

西医认为本病病因为促性腺激素水平上升，雌激素水平下降，造成内外生殖器官及第二性征逐渐萎缩退化。中医认为本病多属肾阴肾阳精血亏虚，肝郁血瘀，导致天癸竭，冲任虚衰，胞宫失养，从而引起闭经等一系列症状。

卵巢早衰的发病机制尚不清楚，治疗较为棘手。西医采用雌孕激素人工周期疗法，中医以补益天癸，调理肾的阴阳平衡为治疗原则，根据本病脾肾亏虚、肝郁血瘀、胞宫失养的特点，采用补肾健脾、调肝养血、祛瘀通络的治疗方法，拟补肾抗衰方，熟地黄、当归、川芎、白芍、丹参、鸡血藤、紫石英、山茱萸、何首乌、枸杞、怀山药、菟丝子、紫河车、淫羊藿、仙茅、续断。心烦易怒加柴胡、郁金、合欢皮；出虚汗加浮小麦、牡蛎；失眠加酸枣仁、夜交藤；腰膝酸软加杜仲、补骨脂、续断。

病例： 陈某某，女，35岁。2012年6月9日初诊。患者月经稀发1年余，近期月经迟后，2个月一行，量少，色暗红。曾在医院服西药，进行人工周期治疗，有好转。黄体生成素、促卵泡生长素升高，雌激素低，现症见睡眠差、腰膝酸软、阴道干涩。舌质淡红，苔薄，脉细缓。治疗宜补肾填精，调冲任。六味地黄丸合五子衍宗丸加减，熟地黄15g、山茱萸10g、怀山药15g、女贞子20g、菟丝子15g、车前子10g、五味子5g、枸杞子15g、紫河车10g、紫石英20g、当归10g、巴戟天15g、淫羊藿15g、沙苑子15g、覆盆子12g、白芍10g，10剂，每日1剂，水煎服。二诊：服药后，精神有好转。因服药不便，以上方加减，用膏方调理。3个月后，月经来潮，量少。续以上方加减，再治疗3个月，经期基本正常。

按： 该患者闭经，属卵巢早衰。肝肾不足，肾精亏虚，冲任失调，治疗较为棘手。中药膏方调理对闭经，血枯等症状有较好疗效。该患者经半年的调理，已恢复正常。随访半年未复发。

讨论： 本病病程长，治疗较困难。西医采用雌激素的人工周期治疗，停药后易复发。因为长期使用雌激素，易引起子宫内膜炎症等，副作用较多，患者难以接受。

中医对人的整体有良好的调节作用，能提高卵巢对促性腺激素的反应和性激素受体的含量，防止生殖器萎缩和骨质疏松。服用益气生精、活血通络的中药能激发衰竭卵泡，促进卵泡成熟，使衰竭的卵巢功能得以恢复。

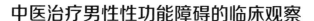

中医治疗男性性功能障碍的临床观察

男性性功能障碍是临床常见的男科病。男性性功能障碍指阴茎不能勃起，或勃起不坚，坚而不久，在性生活中过早射精，甚至尚未进入阴道即射精等情况。临床要与性欲低下鉴别，性欲低下指没有性交的欲望，对性生活冷淡，而性功能障碍指有性交欲望，但因阴茎不举或过早射精，不能正常进行性生活。

男性性功能障碍的病因较多，病机复杂，治疗颇为棘手，是男科临床常见的疑难病。梁国川先生多年致力于男性性功能障碍的治疗，深有体会。

病例： 陈某，男，28岁。2016年7月6日初诊。因性功能障碍，曾到南昌等地治疗，西医诊断为精囊炎，多次治疗效果不显，又经中医补肾壮阳，导致阴茎经常勃起，但无法进行夫妻性生活，经朋友介绍到我处治疗。患者体质健实，面色潮红，梦多，心烦，口干口苦。舌质红，脉弦。属肝郁气滞，郁久化火。治疗宜疏肝理气，清泄相火，拟疏肝泻火汤加减，醋柴胡10g、白芍15g、枳壳8g、郁金10g、牡丹皮10g、龙胆草8g、知母10g、黄柏10g、栀子8g、泽泻10g、蜈蚣2条，每日1剂，水煎服。服药同时，嘱患者不要紧张，消除思想顾虑。二诊：服药后，情绪有好转，口干口苦症状缓解，但睡眠多梦，阴茎勃起不坚，性生活仍有障碍。苔薄，舌质红，脉细弦。续以上方去黄柏、栀子、龙胆草、泽泻，加茯神、炙远志、五味子、露蜂房、水蛭粉（冲服），10剂，每日1剂，水煎服。三诊：服上药，睡眠改善，梦亦减少，阴茎能勃起，但不坚挺，拟强肾抗痿散加减，北柴胡10g、白芍10g、郁金15g、山茱萸10g、沙苑子15g、刺蒺藜10g、菟丝子20g、淫羊藿15g、续断10g、五味子8g、蜈蚣2条，水蛭粉（冲服）5g，10剂，每日1剂，水煎服。四诊：服药后患者能进行性生活，续服2周，巩固疗效。一年后随访，患者妻子生一男孩。

按： 阳痿又称"筋痿""阴器不用""阳事不举"，是男性性功能障碍的一种难治之症。历代医家多以肾虚立论，以命门火衰，肾阳不足为主要病机，但要考虑"肝者筋之合也，筋者聚于阴器"，肝厥阴之脉过阴器，所以阴茎以筋为体，以血为用，阴茎的勃起需要气血充养。肝藏血，主疏泄，肝郁气滞，瘀血内阻，则宗筋失养而成痿。临床治疗要明确病因病机，进行辨证论治，同时更要注意心理因素，一定要调整患者的心态，增强其信心，以便使其更好配合治疗。本例阳痿患者体质健实，情志不遂，肝郁气滞，以致相火旺，烦躁失眠，性功能障碍。治疗拟疏肝泻火，用知母、黄柏泻相火，龙胆草、栀子、泽泻、牡丹皮清利湿热，茯神、远志、五味子安神交心肾，清热泻火。续以强肾抗痿散治疗，柴胡、白芍、郁金疏肝理气，菟丝子、淫羊藿、山茱萸、沙苑子、刺蒺藜养肾振痿，蜈蚣、水蛭搜风通络，温行血脉，力达宗筋。蜈蚣通肝络，走窜力强，水蛭搜风通络，有抗凝、溶栓、降脂作用，能降低血液黏稠度和血管阻力，改善微循环和血管壁的弹性，使之在性兴奋时，阴茎动脉窦充血，海绵体扩张，达到振阳祛痿的目的。

病例： 徐某，男，27岁。2018年9月25日初诊。患者结婚2年，夫妻性生活不到1分钟射精，医院诊断为前列腺炎。中、西医治疗均无明显效果，经介绍前来诊治。患者主诉性欲低下，阴茎勃起不坚，有时未进入阴道就射精，无法性生活，尿道口有分泌物和刺痒感，腰膝酸软，睡眠多梦。舌苔薄黄，脉弦细。属气阴两虚，夹有湿热。治疗宜清湿热，调肝肾，补气血，自拟滋肾泄热汤加减，生地黄15g、赤芍10g、牡丹皮10g、女贞子20g、刺蒺藜10g、怀山药15g、蛇床子8g、车前子10g、王不留行10g、黄柏15g、白鲜皮15g、甘草5g，10剂，每日1剂，水煎服。二诊：服药后，尿道口分泌物减少，刺痒好转，但睡眠差，腰酸，阴茎勃起不坚，早泄等症状仍然存在。脉细，苔薄白。上方去赤芍、黄柏、车前子、生地黄，加茯神15g、炙远志10g、黄芪20g、五味子10g，10剂，每日1剂，水煎服。三诊：服药后睡眠好转，性生活有所改善但时间不久，阴茎勃起不坚。宜益气补肾固精，拟补肾固精饮加减，熟地黄15g、山茱萸10g、怀山药15g、续断10g、金樱子20g、菟丝子30g、覆盆子20g、党参15g、黄芪20g、白术10g、淫羊藿15g、锁阳10g、龙齿20g、煅牡蛎30g、桑螵蛸10g，10剂，每日1剂，水煎服。四诊：服上药，勃起功能增强，性交时间延长，症状基本改善。续以上方配金锁固精丸连服2周，巩固疗效。一年后随访，一切无异常。

按： 早泄，中医称"鸡精""溢精""见花射"。早泄主要是射精过早，不能自我控制射精时间的性功能障碍。中医根据临床表现，辨证施治，有较好的治疗效果。本例患者属气阴两虚，夹有湿热。前期拟疏肝泻火汤，生地黄、牡丹皮、黄柏、车前子、白鲜皮清热利湿，然后拟补肾固精饮，黄芪、党参、白术、怀山药、山茱萸、五味子、女贞子、枸杞子补脾益肾，茯神、远志交心肾，菟丝子、淫羊藿、续断、金樱子、龙齿、煅牡蛎补肾固精。结合心理疏导，经2个月的治疗，患者尿道口刺痒、睡眠多梦、腰膝酸软、早泄等症状基本消失，一切恢复正常。

中医认为早泄与心、肝、肾关系密切。肾藏精，肾气虚，精门不固，关闭不全，或肾阴不足，相火妄动，使射精过早。治疗宜补肾气、滋肾阴、固肾精。若心肾不交，睡眠多梦，水火不济，封藏失职，引发早泄，宜养心安神，补肾固精。若肝气不疏，引动肝火，扰乱精室，导致早泄，治疗宜疏肝理气，清泄肝火。此时切忌过早滥用莲子、金樱子、山茱萸、桑螵蛸等收敛固涩药，以防闭门留寇。同时在治疗期间，要做好对患者的心理疏导和精神安慰，排除患者的思想顾虑。

中医治疗乙型肝炎的经验

1.三慎一要

（1）清热解毒，慎用苦寒　乙型肝炎（乙肝）的主要是由湿热疫毒引起，治疗常以板蓝根、白花蛇舌草之类药物清热解毒，佐以山药、薏苡仁健脾。乙肝病程长，病机属正虚邪恋，而黄连、龙胆草等过于苦寒，需慎用，以防寒凉败胃。

（2）理气化瘀，慎防伤正　乙肝久病入络，气机郁结，脉络瘀阻，气血宣通不畅，治疗常以柴胡、郁金、丹参、赤芍理气活血化瘀。由于活血化瘀贯穿于治疗始终，需佐以黄芪、太子参益气，以防伤正。

（3）滋补肝肾，慎防壅中　肝为刚脏，体阴而用阳。若攻伐太过或久病必致肝阴不足。治疗常以白芍、枸杞子、女贞子滋补肝阴，佐以萼梅花、代代花理气醒脾，熟地黄、阿胶等过于腻滞，要慎用，以防壅中。

（4）治疗要坚持守方，不急于求成　乙肝临床治疗颇为棘手，需要较长时间，所以要着重于稳，药味要平淡轻灵，药量宜小剂缓进，坚持守方，不可操之过急。

2.治疗方法

（1）活动期　湿热之邪较盛，神疲乏力、纳差等症状明显，肝功能检查异常。治疗以清热解毒为主，佐以益气活血，自拟乙肝解毒饮加减。柴胡、赤芍、丹参、白花蛇舌草、半枝莲、虎杖、薏苡仁、板蓝根、山药、黄芪、鸡内金、郁金、当归。

（2）稳定期　湿热疫毒之邪已去，症状已改善，肝功能检查正常，乙肝血清病毒标志物检测中HBsAg、抗-HBe、抗-HBc阳性。此阶段正气未复，随时有复发可能。治疗以益气滋阴为主，佐以活血解毒，自拟乙肝扶正饮加减。黄芪、太子参、白术、淫羊藿、当归、白芍、女贞子、山药、郁金、白花蛇舌草、丹参、鸡内金、薏苡仁。疫毒甚加蒲公英、金银花、败酱草、半枝莲；巩膜黄染加茵陈、地耳草；两胁隐痛加川楝子、橘叶、延胡索；有瘀滞加泽兰、三七、红花、桃仁；早期肝硬化加鳖甲、三棱、莪术；脘腹纳呆加绿萼梅、枳壳花；脘腹胀满甚加木香、砂仁、白豆蔻、厚朴；食欲不振加炒山楂、炒谷芽、炒麦芽；肝阴虚加黄精、枸杞子；肾阳虚加菟丝子、巴戟天、肉苁蓉；齿衄加白茅根、茜草、牡丹皮。

病例：陈某，男，34岁。1994年4月12日初诊。患乙型肝炎4年，先后住院2次，经服药物治疗，症状时好时坏，肝功能反复异常。近1个月神疲乏力，面色晦暗，纳差。舌质红，苔薄黄，脉弦细。乙肝血清病毒标志物检测中 HBsAg（＋）、HBeAg（＋）、HBcAb（＋），诊断为乙型肝炎（活动期）。治以清热解毒，佐以益气活血，乙肝解毒饮加减。柴胡8g，赤芍、郁金、当归、虎杖、鸡内金各10g，板蓝根、黄芪、山药各12g，蒲公英、薏苡仁各15g，白花蛇舌草20g。每天1剂，水煎服。连服3个月，疲倦乏力已消失，复查肝功能正常。乙肝血清病毒标志物检测同前。续以乙肝扶正饮加减。黄芪20g，白术，白芍，当归、郁金、淫羊藿、丹参、鸡内金各10g，太子参、女贞子、薏苡仁、山药、白花蛇舌草各15g。每天1剂，连服3个月，复查肝功能正常，乙肝血清病毒标志物检测中 HBsAb（＋）、HBcAb（＋）、HBsAg（－）、HBeAg（－）。半年后复查病情稳定，随访2年无异常变化。

讨论：乙肝是由湿热疫毒的疾病，病位在肝、脾、肾。病机是人体正气不足，湿热疫毒侵入，正邪相搏，久而导致脉络瘀阻，脾肾两虚。主要特点是湿热蕴结，虚瘀并存，正虚邪恋，虚实夹杂。根据辨证，自拟乙肝解毒饮、乙肝扶正饮加减治疗，效果显著。虎杖、白花蛇舌草、板蓝根、蒲公英清热解毒，对乙肝病毒有吞噬抑制作用，并可抑制乙肝病毒复制；柴胡、当归、赤芍、丹参、郁金，鸡内金理气活血，改善微循环，促进肝细胞再生，抗纤维化，防止肝硬化；黄芪、白术、太子参、薏苡仁、山药益气健脾；白芍、女贞子滋养肝阴；淫羊藿温肾阳。诸药合用有调整人体免疫功能，增强人体抵抗力，保护肝细胞，加速病灶吸收和修复的作用。

在治疗中，要注意药物的副作用。清热利湿不能过于苦寒，理气活血不能过于燥烈。苦寒伤胃，温燥伤阴，峻烈伤正。补脾益气，益养肝阴亦要有分寸，过早则邪留不去，闭门留寇，滋养肝阴太过，则腻而壅中。因此必须做到补而不壅，滋而不腻，扶正不留邪，攻邪不伤正，诚为治疗乙肝的原则。

中医治疗肝纤维化的临床经验

肝纤维化是一切慢性肝病共有的病理特征，也是慢性肝炎进一步向肝硬化发展的主要中间环节。因此治疗慢性肝炎，防治肝纤维化有极其重要的意义。梁国川先生根据几十年的临床经验，采用中药软肝抗纤煎治疗肝纤维化，取得了较好的疗效。

1.病理特点

肝纤维化首先要了解它的病理特点。西医认为肝纤维化的实质是细胞外间质的结缔组织增生。肝组织受到各种慢性损伤后，无力再生，发生胶原纤维结缔组织增生，最终形成肝硬化。而胶原纤维主要是胶原蛋白构成，表现为细胞外基质（ECM）大量合成，分泌相对不足，使ECM在肝内弥漫性沉积。同时由于慢性肝损害，引起肝窦毛细血管纤维化的病理改变。中医认为肝纤维化是湿热邪毒犯肝，导致肝郁脾虚，湿热中阻，出现肝、脾、肾功能失调。日久，瘀血阻络，毒、虚、瘀互为因果，造成免疫功能低下，正气不足，不能抗御外邪，导致气滞血瘀，瘀血阻络，凝结成癥瘕。形成本虚标实，虚实夹杂，气血瘀阻的顽症。

2.治疗方法

根据肝纤维化的病理特点，必须使用抗纤维化的中药，直接抑制ECM的合成，促进肝星状细胞（HSC）凋亡，使肝内组织胶原沉积减少，促进肝纤维化逆转，才可有效治疗肝纤维化。

使用中药抵制肝炎，保护肝细胞抗脂质过氧化损伤，从而阻止或减缓肝纤维化的形成，防止肝窦毛细血管纤维化，促进肝窦毛细血管纤维化逆转。中医根据本病肝郁脾虚、湿阻中焦、瘀血阻络的病理特征，采用活血化瘀、通经活络、祛湿解毒、益气健脾的治法，选用软肝抗纤煎治疗。黄芪、白术、茯苓、丹参、赤芍、当归、桃仁、三七、白花蛇舌草、甘草。肝功能异常加半枝莲；肝阴虚加龟甲、何首乌、白芍养肝阴；胃脘饱胀加鸡内金、炒麦芽；睡眠差加炒枣仁、夜交藤、五味子。

肝纤维化形成的直接原因是肝细胞的坏死。因此，采用软肝抗纤维治疗，

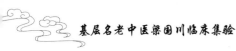
减少肝细胞变性坏死，消除肝脏结节性增生。保护肝脏，促进肝细胞再生是具有重要临床意义的。

病例： 张某某，男，38岁。2013年4月因四肢乏力、腹胀、纳差、睡眠多梦到县人民医院检查，乙肝大三阳。肝功能：ALT 75U/L、AST 68U/L、GGT 75U/L。B超提示肝硬化（早期），脾脏肿大。患者面色晦暗，巩膜无黄染，腹部稍隆起，肝右肋弓下可及2cm，质中，有轻压痛，脾右肋弓下约3cm，质中，有轻压痛。叩诊实音，无静脉曲张，无腹水。舌苔白稍厚，舌质淡，暗有瘀斑，边有齿痕，脉沉细无力。治疗宜活血化瘀，通经活络，祛湿解毒，益气健脾。拟软肝抗纤煎加减，黄芪、白术、茯苓、丹参、赤芍、桃仁、白花蛇舌草、半枝莲、鸡内金、当归、甘草、三七粉（冲服）。7剂，每日1剂，水煎服。随症加减，连服3个月。治疗后，面色好转，脘腹饱胀、纳差、全身乏力已消失，腹软，肝功能正常，B超复查显示肝脾肿大已回缩。舌苔薄白，舌质红，舌边有少许齿痕，脉细。患者自觉身体无异常。

讨论： 根据临床症状与中医文献记载，肝纤维化可归属于"瘀血""积证""癥瘕"范畴。使用中药活血化瘀、通经活络、健脾化湿，能减少肝细胞变性坏死，消除肝脏结节性增生，促进肝细胞再生。中药可直接抑制和降低肝组织的胶原蛋白合成，逆转已经形成的肝纤维化，防止向肝硬化发展。

软肝抗纤煎一方中黄芪具有免疫双向调节作用，能增加血清白蛋白，促进肝细胞修复，减轻免疫复合物在肝内沉积；丹参活血化瘀、凉血养血、破瘀除积，能促进肝细胞再生，保护肝细胞，抑制肝纤维组织增生；桃仁活血化瘀，赤芍凉血活血，配合当归、三七，能祛瘀生新，防止肝纤维化，改善肝脏的血液循环；白花蛇舌草、半枝莲清热解毒，疏肝利胆；甘草解毒，调和诸药；鸡内金消食化积，具有软肝之功效；白术、茯苓健脾祛湿，配合黄芪有调整免疫功能低下，促进肝功能恢复的功效。

以上诸药组合，有较好的抗肝纤维化作用，对改善症状、恢复肝功能、抵制乙肝病毒复制均有较好疗效。

老年人病毒性肝炎诊治特点

老年人脏器功能减退，防御能力降低，机体抵抗力差，最易感染传染性疾病。近年来病毒性肝炎发病率逐渐上升，在传染病中占首位。现就老年人病毒性肝炎诊治特点与方法介绍如下。

1.诊断特点

老年人脏腑功能减退，抵抗力差，容易感染病毒性肝炎，影响肝脏的合成、分解、代谢和解毒等重要功能。病毒性肝炎：黄疸发生率高、进展快、程度深、病情凶险，以纳差、恶心、乏力、上腹部不适、胁痛、面色萎黄为主要症状，部分患者常伴有发热及肝脾肿大。由于老年人机体免疫力低下，常因某一脏器疾病导致多脏器病变，老年人病毒性肝炎并发症较多见，症状也不典型，常常掩盖病情，造成漏诊和误诊。因此在诊断过程中，关键是要了解病因病机，辨别证型。如急性肝炎，湿热相搏，不得发泄，或疫毒入侵，熏蒸肝胆导致急性发作；重型肝炎多属热毒内盛，气阴两虚，发展快，病势凶险，病情危重，死亡率高；慢性肝炎多由急性肝炎失治、误治或饮食不节，损伤肝脾，或邪毒内侵而引起。主要表现是正虚邪羁，气滞血瘀，肝脾同病的慢性疾病。所以在诊断过程中，一定要问清病史，根据症状结合望舌质、舌苔、舌底脉络及脉象进行分析。

更重要的是实验室、B超或CT、MRL检查。如急性肝炎的检验结果，谷丙转氨酶（ALT）、谷草转氨酶（AST）、r–谷氨酰转肽酶（r-GT）升高，血清白蛋白、球蛋白比值多为正常，蛋白电泳和免疫球蛋白无明显改变。慢性肝炎的检验结果，以活动期ALT、r-GT升高为主，同时AST、r球蛋白升高，白蛋白正常或降低。重型肝炎在检验时，血清ALT、AST、ALP、r-GT、胆固醇和胆红素都升高，血清胆碱酯酶活性降低，出血、凝血时间及凝血酶原时间延长。但要注意，如果黄疸迅速加深，而ALT反而下降，AST/ALT比值增大，常提示肝细胞大量坏死，病情严重，预后不良。肝硬化的检验情况，代偿期往往肝功能正常；失代偿期，白蛋白、球蛋白的比例倒置，蛋白电泳、a球蛋白、r球蛋白增高。如出现黄疸，ALT、AST升高，反映肝细胞的损害程度较重。晚期肝硬化，肝功能不正常，凝血酶原时间延长，血清胆碱酯酶活性下降，提示预后不良。同时在检验中，甲胎蛋白（AFP）阳性，或r-GT明显升高，而ALT无明显变化，应考虑肝癌。同时要配合B超或CT扫描，搞清病变实质。

2.治疗方法

肝脏是人体内最重要的代谢器官。老年人的肝细胞减少，肝细胞内的药物代谢酶活性降低，解毒功能下降，药物在体内的代谢减慢。中医学认为肝

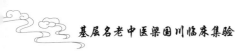
为刚脏,体阴而用阳。《黄帝内经》曰:"夫肝之病,补用酸,助用焦苦,益用甘味之药调之。"老年人病毒性肝炎的实质是本虚邪实,在临床中运用中药治疗确有一定疗效。如急性肝炎应辨别湿热的轻重,运用清热解毒,利湿健脾退黄。以茵陈蒿汤为主;疏肝利胆,促进胆汁分泌,加车前子、郁金、泽泻、薏苡仁;改善消化道症状,用厚朴、砂仁、陈皮、枳壳健脾和胃理气。重型肝炎,来势急,病情变化快,要清热解毒,凉血救阴。茵陈蒿汤加黄连、金银花、连翘、板蓝根、石膏清热解毒;加犀角、牡丹皮、丹参、凉血。慢性肝炎宜健脾化湿,疏肝理气,佐以活血化瘀,柴胡疏肝散加减。健脾益气加党参、黄芪、白术、茯苓、砂仁。尤其是慢性活动性肝炎,要防止肝纤维化,用桃仁、红花、赤芍、三棱、莪术、土鳖虫活血化瘀,抑制肝纤维组织增生,防止肝细胞坏死,促进肝细胞新生。加五味子促进肝细胞内蛋白质合成,保护肝脏。肝硬化腹水,加丹参、鳖甲、甲珠、牡蛎活血软坚;利水要根据体质强弱,体质强者,可加入峻下逐水药。养血滋阴用枸杞、女贞子、白芍;健脾益气加黄芪、党参、白术、山药、灵芝;温补肾阳用淫羊藿、仙茅、肉苁蓉、巴戟天。以上药味都能调节机体免疫功能,增强抗病能力。如果症状较重者,要结合西医治疗。防止电解质紊乱与酸碱平衡失调。适当补充白蛋白,做好心、肺、肝、脑、肾功能的监护,防止症状加重而引起肝昏迷等危候。

讨论:老年人病毒性肝炎一定要结合现代科技的检测手段,做到辨病与辨证相结合。治疗以中医为主,中西医结合。改善症状,恢复肝功能,减轻炎症损害,防止慢性化及病情加重。同时也要增强机体对病毒感染的抑制作用,调整和增强人体免疫机制。在治疗过程中,用药一定要小剂量缓进,不可操之过急,如中药苦、寒、辛、热、有毒及攻伐太过的药物要慎用。要注意守方,变方频繁也是治疗老年人病毒性肝炎之大忌。更不能忽视调节情志,避免精神刺激。卧床休息,注意生活调养,饮食要有节制,适量补充蛋白质和维生素,宜低脂、低盐、清淡饮食。医护得当,可防止老年人病毒性肝炎恶化,减少死亡率,促进老年患者恢复健康。

慢性肝炎的中医诊疗方案

慢性肝炎是指由不同病因引起的,病程持续6个月以上的肝脏坏死和炎症，如感染肝炎病毒（乙肝病毒或丙肝病毒），长期饮酒，服用肝毒性药物等。临床上可有相应的症状、体征和肝生化检查异常，也可以无明显临床症状，仅有肝组织的坏死和炎症。病程呈波动性或持续进行性，如不进行适当的治疗，部分患者可进展为肝硬化。

1.肝胃不和型

症状：胁肋胀（隐）痛，精神抑郁或易怒，饮食减少，脘腹胀痛，肠鸣矢气多，大便不调。苔薄白，脉弦细。

分析：上述病情多由肝气郁结、疏泄失常、肝气横逆、侵犯脾土，脾失健运所致。因为肝主疏泄、肝郁气滞、疏泄失常。故胁肋胀（隐）痛，抑郁或易怒；脾失健运，则显食少腹胀，肠鸣矢气多，大便不调，苔薄白，脉弦细，均为肝胃不和之象。

治法：疏肝和胃

方药：疏肝汤。柴胡12g、白芍15g、香附12g、木香12g、佛手12g、黄芩10g、郁金12g、莱菔子20g、当归12g、党参15g、白术12g、茯苓12g、柏子仁12g、鸡内金12g、甘草6g，水煎服。疏肝丸、柴胡丸口服。

2.脾虚湿困型

症状：腹脘胀满，不思饮食，口黏不爽，头重身困，大便溏泄，小便不利，少气懒言。舌苔白腻，脉象弦濡。

分析：上述病情多由饮食不节、嗜食生冷、脾阳受困或过度劳累所致。脾虚湿困则健运失常、故腹脘胀满、不思饮食。湿性濡浊重滞、阻碍清阳、故头重身困、口黏不爽。脾虚湿困、故大便溏泄、小便不利、少气懒言。舌苔白腻、脉弦濡为脾虚肝郁之象。

治法：健脾化湿。

方药：健脾汤。党参15g、白术12g、黄芪20g、扁豆12g、莲子12g、芡实20g、茯苓15g、砂仁10g、陈皮12g、薏苡仁30g、炙甘草10g、厚朴12g、郁金12g、炒麦芽12g，水煎服。健脾丸、参茯丸口服。

3.湿热阻滞型

症状：脘腹胀满，胁肋胀痛，肢体困倦，食欲不振，厌食油腻，口黏或口苦，恶心，大便溏薄如糊状，尿黄。苔腻而黄，舌根部黄腻难消，脉濡数。

分析：湿热阻于中焦，脾失健运，升降失常，故脘腹胀满，肢体困倦、食欲不振、厌食油腻。

治法：清热利湿，调和肝胃，健脾消导。

方药：清热利湿汤。茵陈20g、栀子12g、虎杖20g、蒲公英20g、黄连10g、黄芩12g、陈皮12g、法半夏12g、茯苓15g、党参20g、白术12g、半枝莲12g、郁金12g、麦芽12g、山楂12g、甘草6g，水煎服。泻肝丸口服。

4.肝肾阴虚型

症状：头晕目眩，耳鸣，腰酸腿软，肋痛绵绵，少寐多梦。舌质淡红，苔薄少津，脉弦细数。

治法：补养肝肾，清热解毒。

方药：滋肾解毒汤。生地黄20g、元参12g、黄精12g、玉竹12g、山茱萸12g、枸杞12g、北沙参12g、麦冬12g、当归15g、丹参30g、桃仁12g、泽兰12g、甘松12g、板蓝根12g、虎杖12g、川楝子12g、甘草6g，水煎服。珍珠丸、益肾解毒丸口服。

中西医结合治疗胆囊结石临床体会

胆囊结石是临床常见的多发病，经常反复发作，缠绵难愈。梁国川先生多年来运用胆道排石汤结合西药治疗胆囊结石，取得了较满意疗效。

1.临床资料

46例病例均为我院住院及门诊患者，经B超或胆囊造影确诊。其中男性21例，女性25例，年龄18～69岁，病程2～13年。胆囊结石23例，胆总管结石14例，肝管结石5例，胆囊切除术后综合征4例。中医辨证分型：肝郁气滞16例，湿热瘀阻25例，热毒壅盛5例。

2.治疗方法

胆道排石汤。北柴胡10g、郁金10g、赤芍10g、丹参15g、玄明粉6g、枳壳10g、大黄10g、金钱草30g、鸡内金15g、威灵仙10g、虎杖10g、蒲公英15g。气滞甚者加香附、青皮；湿热重者加茵陈、栀子、半夏、黄芩；热毒壅盛者加牡丹皮、败酱草；疼痛者加延胡索、川楝子；气虚者加黄芪、党参、白术。配合西药，丙谷胺400mg，熊去氧胆酸250mg，每日3次；亚硫酸氢钠甲萘醌4mg，肌内注射，每日2次。

3.治疗结果

13例结石排出，临床症状及体征消失，B超或胆囊造影未发现结石阴影，随访1年未复发；29例自觉症状减轻，部分结石排出，B超检查结石减少或缩小；6例症状或B超检查，结石无明显变化。总有效率86%。

病例： 陈某，女，52岁。1996年10月4日初诊。患胆囊结石5年，每年发作2~3次。近1个月发作频繁，症状加重，经西药治疗未见明显好转。昨日右下腹疼痛放射至右肩，伴寒战发热，巩膜轻度黄染，大便硬结。舌质红，苔黄腻，脉濡数。B超检查显示胆囊结石合并胆囊炎。中医诊断属湿热瘀阻型黄疸，胆道排石汤加减。北柴胡10g、赤芍10g、郁金10g、丹参15g、枳壳10g、玄明粉6g、大黄（后下）10g、威灵仙10g、鸡内金（研末冲服）15g、金钱草30g、虎杖10g、茵陈20g、蒲公英20g、栀子8g，3剂，水煎服。配合西药丙谷胺400mg，每日3次，亚硫酸氢钠甲萘醌4mg，肌内注射，每日2次。3日后复诊，发热已退，疼痛减轻。停西药，续服6剂，诸症已除，大便陆续排出黄豆或绿豆大结石。治疗1个月后，经B超检查，胆囊大小正常，胆囊内结石消失。嘱其少食油腻厚味，随访1年未复发。

讨论： 胆囊结石属中医"胁痛""黄疸"范畴。胆囊结石、胆总管结石、肝管结石、胆囊切除术后综合征一般与胆囊炎相互并存，互为因果。该病多由情志不舒、寒热失调、饮食不洁或蛔虫上行于胆道导致感染等因素，影响肝的疏泄和胆的通降功能而引起。胆汁排泄不畅，胆固醇代谢失调，使胆固醇结晶滞留，逐渐瘀积凝结，形成结石。

根据腑以降为顺，以通为用的理论，应以疏肝理气，清热利湿，化石排石为治疗原则，自拟胆道排石汤治疗。本方以柴胡、郁金、枳壳疏肝解郁，理气宽胸，松弛胆囊平滑肌，促使胆汁排泄；金钱草、鸡内金、虎杖、威灵仙清热利胆，溶石排石；丹参、赤芍活血化瘀，改善胆管血液循环，协助胆汁排泄；大黄、玄明粉泻下通便，排出胆石；蒲公英清热解毒，软坚散结，具有广谱抗菌作用。丙谷胺、熊去氧胆酸片能使胆汁中的胆固醇、钙离子和游离胆红素浓度下降，改善排石条件，亚硫酸氢钠甲萘醌注射液解除胆道平滑肌痉挛，松弛胆管。中西医结合治疗使胆汁成分改变，胆道括约肌扩张，从而促使结石溶解和排出。对热毒壅盛型胆囊结石要密切关注患者病情，如剧痛伴高热、呕吐需及时配合抗感染，补充电解质，保持酸碱平衡治疗。如结石梗阻严重，胆囊穿孔等必须转外科手术治疗，以防贻误病情。

论温病

温病学是研究多种热性病的病因、病机、传变规律和治疗方法的一门学科。温病是多种热性病的总称，起源于《黄帝内经》和《难经》。《温病条辨》以叶天士主张的卫、气、营、血辨证和三焦辨证为纲，对整个温病学说进行了全面的阐述，是中医四大名著之一。

1.温病学说的形成与发展

温病学说是由河间学说派生，经明清两代逐渐发展起来的学说。首先是刘元素根据《素问·热论》中"伤于寒则为热病"的观点提炼出"热病只能作热治，不能从寒医"之说。明代温热成疫，流行极广，这时吴有性的《温疫论》问世，他认为疫病即天地之疠气，自口鼻而入，传播极快，按温疫施治，可获奇效。清代叶天士发现"温邪上受，首先犯肺、逆传心包"之病机以及"卫之后方言气，营之后方言血"的辨证观点，吴鞠通创立三焦分治的辨证纲领，进一步发挥和提高了温病的防治能力。

2.温病的分类

温病随气候变化和季节不同，所出现的症状亦有不同。如季节不同有春温、冬温，随气候变化有风温、湿温、暑温、秋燥等。

（1）风温　风温是感受风热病邪引起的急性外感热病。《伤寒论》："若发汗已，身灼热者，名曰风温。"风温多以发热、恶寒、咳嗽、微渴等肺卫症状为特征，多发于春、冬两季。发于冬季的又称冬温，多属西医学的流行感冒、急性支气管炎、大叶性肺炎。

（2）春温　春温是感受春季温病邪而引起的一种急性热病。多表现为高热、烦渴或神昏、痉厥等里热症候。《黄帝内经》："冬伤于寒，春必病温。"春温多属西医学的重型感冒、流行性脑膜炎。

（3）暑温　暑温是感受暑热病邪而引起的一种急性热病。多以壮热、烦渴、汗多、脉洪等气分热盛的症候为主。传变迅速，易伤津耗气，多属西医学的流行性乙型脑炎、钩端螺旋体病。

（4）湿温　湿温是由湿热病邪引起的急性热病。初起以身热不扬、身重肢倦、胸闷脘痞、苔黄腻、脉缓为主要特征。病变部位在脾胃。多属西医学的伤寒、副伤寒、暑感等。

（5）伏暑　伏暑是由暑湿病邪引起的发于秋、冬的一种急型性热病。发病类似感冒，但寒热不规则，或热或寒，入夜尤甚，病势既重且缠绵难解。多发于气分，具有暑湿性质，多属西医学的流感、乙型脑炎、流行性出血热。

（6）秋燥　秋燥是秋季感受燥热病邪所引起的外感热病。病在肺卫。症见咽干、鼻燥、咳嗽少痰、皮肤干燥。病程较短，且易痊愈。多属西医学的上呼吸道感染、支气管炎。

另外还有大头瘟、烂喉痧。大头瘟是感受风热时毒引起的一种以头面焮赤肿大为特征的外感热病，多表现头面红肿疼痛，属西医学的颜面丹毒、腮腺炎。烂喉痧是感受温热时毒引起的一种温毒疾患，多有发热、咽喉肿痛、咽喉糜烂等症状，又名疫喉痧。

3.温病的病因和辨证特点

温病的病因是六淫和疠气。风、寒、暑、湿、燥、火为六气，反常则有害于万物，故称六淫。疠气又名戾气。所感染者，发病急剧，传染性强，又名疫气。多由气候不正，寒暖无常，环境不良而产生。

温病的辨证特点为有特异的致病因素，具有传染性、流行性、季节性、地域性和规律性等特性。《伤寒论》以六经为纲领，病从表入里，有传经变病。温病以卫气营血和三焦为依据，发热最快，在一经不移。温病的表现，卫主表，气主里，卫是气的浅层，营与血同源于水谷之精微，但营为血中之气，营又为血中之浅层；而三焦则是所属脏腑的证候传变，由上焦肺卫向中焦脾胃传变，后传入下焦肝肾。《温病条辨》曰："温病由口鼻而入，鼻气通于肺，口气通于胃。肺病逆传，则为心包；上焦病不治，则传中焦，胃与脾也；中焦病不治，即传下焦，肝与肾也。始上焦，终下焦。"卫气营血辨证与三焦辨证有共同之处，是相辅相成的。

4.温病的诊治特点

温病的诊断除望、闻、问、切四诊，还要注重辨舌，验齿，辨斑、疹、白㾦等。

（1）辨舌　辨舌是诊断温病的一种重要方法。舌苔的色泽和舌质的荣枯都是受邪的深浅的依据，以舌面的润燥知津液的存亡。舌苔有白、黄、灰、黑，舌质有红、绛、紫，均反映了不同的病势。①舌苔：白苔主表主寒，病情较轻，黄苔主里，属实属热。薄者病浅，厚者病较深，润泽者津液未伤，干燥者津液已伤。黄厚焦燥为阳明腑实，黄腻厚浊为湿热蕴阻。灰苔主要反映病理变化，灰燥苔为阳明腑实伤阴液，灰腻苔属温病挟湿内阻，灰滑苔属

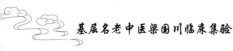

阳虚有寒。黑苔是黄苔、灰苔转化的，标志病情危重，黑苔焦燥起刺或焦黄为热毒炽盛，阴液耗损的危象，黑润为温病挟痰湿的征象。②舌质：温病舌质的变化有红、绛、紫，红舌是邪入营分的标志。舌尖红，起刺，柔嫩为邪热初退而津液未复，舌淡红而干，其色不荣，为心脾气血不足，气阴两虚。绛舌指深红舌，为病变深重的表现。

（2）验齿　齿为肾之余，龈为胃之络。牙齿干燥，为津液耗损，不能上布。齿燥如枯骨，为肾阴枯涸，属危候。齿缝流血，牙龈肿痛为胃火，属实，无肿痛为肾火上炎，属虚。

（3）辨斑、疹、白痦　斑、疹、白痦是温病的重要体征。斑从肌内出，触之有形，无碍于手，压之色不退。疹从血络出，属肺，形为粟米，突出于皮面，抚之碍手。斑、疹均属热邪深入营血的征象。故有"斑出阳明，疹出太阴"之说。陆子贤曰："斑为阳明热毒，疹为太阴风热。"所以治斑宜清胃泄热，凉血化斑，治疹宜宣肺达邪，清营透疹。白痦是湿热病邪留气分，郁蒸卫表，形成于皮肤的小白色疱疹。多见于颈项、胸部、四肢，头面少见。因湿热为患，治疗宜透热化湿，宣畅气机。

脾胃病的中医辨证治疗经验

脾胃病多因饮食不节，情志郁怒，肝失疏泄，气机阻滞，气郁化火，热灼于里，或感受外寒损伤脾胃。导致脾胃失运，中阳不振，胃失和降。引起胃脘胀痛痞满，纳差，暖气，嘈杂，泛吐酸水等症状。梁国川先生多年来致力于脾胃病的治疗，现介绍如下。

1.寒邪犯胃

饮食生冷，寒积于胃，阳气被寒邪所遏，以致胃寒疼痛。喜热，遇冷加重，常泛吐酸水。舌苔薄白，脉弦紧。治宜散寒止痛，拟良附丸加味。高良姜、香附温中散寒止痛。胸脘痞闷或形寒身热，内有气滞，外感风寒者加香苏散以祛风散寒止痛；挟食滞加枳实、神曲、鸡内金消食导滞。

病例：朱某某，男，48岁。2019年10月18日初诊。原有胃病史多年，因受寒致旧病复发。现感胃脘疼痛，口吐清水，时有呕吐，得热痛减。面色苍白，精神疲乏。舌质淡，苔薄白，脉沉紧。综合四诊，此为寒邪伤胃，致胃寒气机阻滞而发生胃脘疼痛。治疗宜温胃散寒止痛，方用良附丸加味。高良姜15g、香附10g、干姜6g、党参10g、炒白术15g、法半夏12g、甘草6g，每日1剂，水煎服，服3剂后，胃痛明显减轻，口吐清水亦减少，无呕恶，舌脉好转。续服3剂后，疼痛消失，诸症痊愈。方中高良姜、干姜辛热，温胃散寒止痛，香附、半夏理气降逆止呕，党参、白术健脾益气和胃，甘草调和诸药。方药切中病因故效果良好，诸症很快痊愈。

2.肝胃不和

情志不舒，肝气郁结，横逆犯胃，引起胃脘胀痛，连及两肋，或恶心呕吐，嗳气，心烦急躁。肝为刚脏，主疏泄，肝木乘脾犯胃，引起胃痛。治宜疏肝理气，通降和胃，拟柴胡疏肝散加减。嗳气，泛酸者加旋覆花、海螵蛸、瓦楞子。

病例： 王某某，女，36岁。2017年9月16日就诊。自述胃脘痛连及两肋1年余，经常恶心，嗳气，大便不畅，舌苔薄白，脉弦细。胃镜提示非萎缩性浅表性胃炎。辨证为肝胃不和，肝气犯胃。治疗宜疏肝理气，通降和胃，方用柴胡疏肝散加减。柴胡10g、香附10g、白芍15g疏肝解郁；佛手10g、陈皮6g、甘草6g理气和中止痛；炒麦芽15g、蒲公英15g清热健脾疏肝；海螵蛸10g制酸。上方加减，连续服用20余剂，症状基本消失。此所谓"治肝可以安胃"，但必须遵循忌刚用柔的原则，对辛燥耗气之药要慎用。

3.胆热犯胃

肝气郁结，日久化火，火邪犯胃。症见胃脘灼痛，烦躁易怒，泛酸，嘈杂，口干口苦。苔黄，脉弦数。多见于胆汁者反流性胃炎。治宜泄热和胃，拟化肝煎合左金丸加减。胃气上逆，嗳气频作者加代赭石、旋覆花、沉香。食滞，脘腹胀满者加保和丸。湿热留滞在胃者加厚朴、半夏、黄芩。胃中寒热互结者加半夏、黄芩、黄连、吴茱萸、干姜。

病例： 陈某某，男，42岁。2018年3月7日就诊。自述胃脘痛已2年，近几天胃部灼痛，泛酸，烦躁，口干口苦。舌质红，苔薄黄，脉弦数。胃镜检查提示胆汁返流性胃炎。曾多次服用西药，时好时坏。辨证为肝胃郁热。治疗宜泄热和胃，拟化肝煎加减。青皮8g、佛手10g理气；白芍15g敛肝；牡丹皮10g、栀子10g泄肝经热；黄连6g、黄芩10g苦寒清火；吴茱萸5g辛热散郁。实热加大黄10g，制酸和胃加海螵蛸10g、瓦楞子10g。后期以四君子汤加炒麦芽补气健脾，连续服用30余剂而后恢复正常。

4.瘀阻胃络

气滞日久，致瘀血停滞，引起胃脘疼痛，经久不愈。疼痛持续如针刺，痛有定处，拒按，黑便。舌质紫，脉细涩。多见于胃及十二指肠球部溃疡。治宜活血化瘀，理气止痛，拟失笑散合丹参饮加减。蒲黄、五灵脂、丹参、三七凉血止血。色萎黄，四肢不温，脉细无力，脾胃虚寒者用黄芪建中汤温中健脾。

病例： 乐某某，男，46岁，2019年5月6日就诊。自述胃痛数年，近一周加剧。胃脘部拒按，痛如刀割，食后加剧。经常泛酸，小便黄，黑便。舌质暗红，脉细涩。胃镜检查提示胃溃疡。辨证为瘀血阻滞。治疗宜活血化瘀，凉血止血，理气和胃，拟失笑散合丹参饮加减。蒲黄9g、五灵脂6g、丹参12g活血化瘀；檀香10g、砂仁8g理气和胃；地榆炭10g、白及10g、栀子炭10g、牡丹皮10g、三七粉3g清热凉血止血。服7剂，大便无潜血，症状好转。以香砂六君子汤加减温中健脾，益气摄血，续服40余剂而痊愈。

5.胃阴不足

胃病历时已久，反复发作，导致脾虚瘀滞。症见胃脘痞闷，胀满隐痛，嘈杂烧心，纳呆。多见于萎缩性胃炎。舌质红，少苔，脉细。治宜养阴益胃，方以沙参麦冬汤合一贯煎合益胃汤调治。口干舌燥，胃部嘈杂，胃酸缺乏者加乌梅、山楂酸甘化阴，气机阻滞致胃痛者加佛手、玫瑰花，大便干结者加火麻仁、瓜蒌仁润肠通便。

病例： 饶某某，女，53岁，2020年9月23日就诊。自述胃脘痞满，胀痛不适，心窝部灼热，嘈杂似饥，口干舌燥，不欲饮，大便干结。舌质红，舌苔光剥，脉细数。胃镜检查提示萎缩性胃炎，切片检查显示胃黏膜肠上皮化生（中度）。辨证为胃阴不足。治疗宜益气养阴，和胃止痛，拟沙参麦冬汤合一贯煎合芍药甘草汤加减。北沙参15g甘润，滋而不腻；麦冬10g、石斛15g、怀山药15g养胃阴；白芍15g、甘草5g酸甘化阴；川楝子8g、炒麦芽20g疏肝理气助消化，连服10剂，症状好转。大便结，加火麻仁15g、瓜蒌仁10g润肠通便。续续50余剂，症状好转。胃阴不足症型，病程长，病机复杂，治疗要以甘柔濡润之药调理脾胃。用药要轻灵，不宜香燥、大寒、大热、破气之药，以防损伤脾胃。要护胃阴，保胃阳，通降复常，调胃为要。

讨论： 胃为水谷之海，主受纳腐熟水谷，以通降为顺，不通则痛；脾主升发，运化和吸收水谷之精微，喜燥而恶湿。脾胃相互为表里，二者一升一降，共同完成消化系工作，将水谷精微化生为气血、津液输布于全身。故称脾胃为后天之本，气血生化之源。脾失健运，则胃纳受损，胃失和降，又引起脾胃运化失常。所以脾胃枢机失利，升降紊乱，则引发各种脾胃病变。西医胃镜检查，如非萎缩性胃炎、浅表性胃炎、胆汁返流性胃炎、萎缩性胃炎和胃及十二指肠球部溃疡。中医治疗要辨证、立法、选方、选药，随症加减。肝气犯胃要疏肝理气和胃，柔肝而不宜伐肝。做到疏肝不忘和胃，理气须防伤阴。对辛燥耗气药要慎用。胆热犯胃，胃失和降，宜苦辛通降，忌甘柔。至于气滞血瘀，久病入络，则宜活血、凉血、止血，从而改善血液循环，使新陈代谢旺盛，有利于溃疡面的修复。胃阴不足，宜甘平濡润，养胃阴。胃为阳土，得阴自安，切忌温燥升提，损伤脾胃。总之，治胃病，一要注意灵通；二要注意升降（脾气宜升，胃气宜降）；三要辨证与辨病相结合。脾胃虚弱，宜四君子汤，胃失和降，宜旋复代赭石汤，缓急止痛以芍药甘草汤。胃酸过多，可选用瓦楞子、乌贼骨以制酸，胃酸不足，选用乌梅、山楂、木瓜、酸甘养阴；胆汁反流，肝失疏泄以柴胡、白芍、郁金疏肝利胆，胃溃疡以制乳香、没药、三七、莪术之类，活血化瘀，祛瘀生新，促进溃疡愈合。幽门螺杆菌可选用黄连、黄芩、蒲公英清热，对细菌有抑制作用。胃脘痛是常见多发的慢性病，只要诊断明确，有法、有方、有守，随症化裁，定能得心应手。

中医药治疗皮肤病临床经验

痤疮、黄褐斑、荨麻疹是临床常见的皮肤病，严重影响人们的日常生活。现将痤疮、黄褐斑、荨麻疹的治疗经验介绍如下。

1.痤疮

痤疮俗称粉刺、青春痘，是男女青春期常见的皮肤病。多发于面部，是一种皮脂腺的慢性炎症。由于肝火过旺，肺热熏蒸，郁滞肌肤，久而热毒上逆，又嗜肥甘厚味食物，使脾胃积热生湿，久而热毒上逆颜面，使局部血热壅阻，气滞血瘀而引发痤疮。病位在肺、脾、肝，尤以肺热为多见。

病例： 陈某某，男，21岁。2020年4月10日初诊。患者自述面部皮疹2年余，医院诊断"痤疮"，内服多种西药并在面部敷药，效果欠佳。面部米粒、绿豆大小皮疹，有黑头及白头粉刺，背部有少许类似皮疹状物，大便干结。舌质红，苔薄黄，脉细数。治疗宜清肺散风、凉血解毒。枇杷叶10g、桑白皮10g、防风8g、刺蒺藜10g、赤芍10g、金银花15g、连翘10g、生地黄15g、野菊花10g、牡丹皮10g、苍术10g、薏苡仁20g、甘草5g。每日1剂，水煎服。上方加减，连续30余剂，面部痤疮逐渐消散。

按：痤疮是一种多因性疾病，经常反复发作。西医认为痤疮是由血液或皮肤组织中雄性激素水平过高，皮脂腺分泌功能旺盛，毛囊导管角化过度以及局部细菌感染引起的，治疗时间较长。中医认为本病虽生长在表面，但与脏腑息息相关。治疗该患者以枇杷叶、桑白皮泻肺胃之热，金银花、连翘、野菊花清热解毒，散结消肿，生地黄、赤芍、牡丹皮清热凉血，活血化瘀，苍术、薏苡仁健脾祛湿，防风、刺蒺藜散风。诸药合用，共奏清肺凉血、清热解毒、祛风散结之功效。用药期间，患者要保持面部清洁，面部痤疮不宜挤压，饮食宜清淡，少食油脂性食品及辛辣刺激性发物，保持大便通畅。

2.黄褐斑

黄褐斑俗称"肝斑""蝴蝶斑"，属中医"黧黑斑"范畴。多发于中青年女性。本病以面部对称性黄褐斑为特征，由于肾阴不足，肾水不能上承，肝郁金结，郁久化火，灼伤阴血，血瘀阻滞脉络，或脾失健运，痰湿凝聚，以致体内清阳不升，浊气不降，日久气血不能上荣于面而引起，病位在肝、脾、肾。

病例：徐某某，女，38岁。2019年8月9日初诊。患者自述两颧出现黑褐色斑块2年余，内服维生素E，外用祛斑霜，曾到美容院洗面、祛斑等，效果不明显。两侧面部大片色素沉着，色黄褐，似蝴蝶。近来面部色斑逐渐扩大，颜色加深，伴腰膝酸软，心烦失眠，月经提前，量少夹血块。舌质暗红，少苔，舌下络脉瘀紫，脉细涩。辨证为肝肾阴虚，血虚血瘀，治疗宜滋阴补肾，养血活血通络。生地黄20g、当归10g、赤芍10g、川芎9g、红花10g、牡丹皮10g、山茱萸10g、女贞子20g、墨旱莲20g、何首乌15g、菟丝子15g、北柴胡10g、郁金10g、炙远志10g。每日1剂，水煎服。连续治疗2个月，症状明显减轻，面部颜色变浅。加蜈蚣续服20余剂，善后调理，面部两颧黄褐斑基本消退。嘱防止太阳紫外线照射面部，随访半年，未复发。

按：黄褐斑是中青年女性常见多发病，多由肝肾阴虚，肝气郁结，血瘀阻滞脉络，日久气血不能上荣，瘀浊长久停留于面而形成。治疗以疏肝补肾健脾为主，活血凉血润燥为辅。山茱萸、女贞子、墨旱莲、何首乌、菟丝子补肝肾，红花、生地黄、赤芍、牡丹皮、当归活血养血，柴胡、郁金、远志疏肝理气，引瘀血入络，加蜈蚣通络化瘀消斑，诸药合用，经3个月治疗而好转。

3.荨麻疹

荨麻疹俗称"风疹块""瘾疹"。多由禀赋不足，卫表不固，风邪内生引起，或感受风寒、风热或饮食不节，伤及脾胃，肺胃肌表不固，风邪乘虚而入而发作。一般分急性、慢性两种，急性易治，慢性难愈，经常反复发作。

病例： 丁某某，男，20岁。2021年5月23日初诊。患者自述全身皮肤瘙痒，搔后有条索状隆起，成片风团。经常突发性瘙痒，服用马来酸氯苯那敏、赛庚啶、氯雷他定等西药，当时痒止，但总是反复发作。就诊时，上半身抓痕累累，见多处皮肤划有痕迹。舌质淡红，苔薄白，脉沉细。治疗宜益气固表，调和营卫，祛风止痒。黄芪30g、白术10g、防风8g、刺蒺藜10g、僵蚕10g、当归10g、紫草10g、牡丹皮10g、何首乌15g、乌梅10g、桂枝8g、白芍15g、蝉蜕6g、龙骨30g、牡蛎30g。每日1剂，水煎分2次服。同时用煎出药汁沐浴，治疗3天，皮疹明显减少，瘙痒减轻。一周后，主症全消，上方加减续服20余剂。患者未出现风疹和皮肤瘙痒，随访半年未复发。

按： 荨麻疹多因腠理不密，卫外不固，营卫不和，气机不利，风邪客于肌表，郁久化热，外不透达，血热血瘀而形成。今用玉屏风散防风益气固表，防风走表祛风，白术健脾益气固中，合用具有益气固表健脾之功效。因风邪为患，拟蝉蜕、刺蒺藜、紫草祛风止痒透疹，当归、白芍、桂枝养血和营，取"祛风先治血，血行风自灭"之意。乌梅味酸，收敛，有止痒抗过敏之功效。因反复发作，加首乌、熟地黄养阴益气，固表安神。瘙痒顽固不愈加乌梢蛇搜风止痒。

结语： 皮肤是人体防御外邪的屏障，直接与外界接触，维持身体和自然环境的平衡关系。皮肤病与机体代谢紊乱、免疫功能失衡、内分泌紊乱及神经系统的病理变化有着密切关系。治疗皮肤病采取八纲辨证，使用疏风祛湿、清热解毒、养血润燥、调理肝肾、活血化瘀、杀虫止痒等方法，达到扶正祛邪止痒之功效。内服外用相结合，疗效更佳。

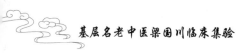

中西医结合治疗乙型肝炎

乙型肝炎（简称乙肝）是由乙型肝炎病毒（HBV）引起肝脏损害的传染性疾病，是我国当前流行最广泛，对人类健康威胁最严重的疾病之一。现就中西医结合治疗乙肝探讨如下。

乙肝的发病机制至今未彻底明确，大多数学者认为乙肝的发生与机体免疫功能低下有关。当人体感染HBV后，病毒在肝细胞内整合、复制、转录，引起免疫应答或免疫调节功能紊乱，导致肝脏损害。同时HBV使肝细胞不断遭到破坏，引起慢性化肝炎。治疗方法是根据血清标志物的检验结果，监测肝炎病情的动态和程度，清除乙肝病毒，防止肝炎慢性化，减轻肝脏损害，增强免疫力，恢复肝功能。抗肝炎病毒药有干扰素、贺普丁、阿糖腺苷；免疫调节药有胸腺肽、猪苓多糖、转移因子、左旋咪唑、乙肝疫苗球蛋白；降酶护肝，促进肝细胞再生，改善微循环，恢复肝功能有甘利欣、联苯双酯、甘草甜素、前列腺素E、葡醛内酯、丹参注射液、维生素类、能量合剂、肌苷等。

中医学虽无乙肝病名，但与中医的"胁痛""黄疸""肝着"相似。病位在肝脾，病因病机是由湿热疫毒之邪，当人体正气亏虚的情况下而引起。正如《黄帝内经》云："正气存内，邪不可干""邪之所凑，其气必虚""有诸内必行诸外"。中医对乙肝的治疗，强调整体辨证，辨清外邪湿热的轻重，人体正气的盛衰。着重根据湿热蕴结、肝脏瘀阻、肝郁脾虚、气血失调、肝肾亏虚等证型，分别采用清热祛湿、活血化瘀、疏肝健脾、调理气血、补益肝肾的治疗方法。临床出现湿热黄疸，以茵陈蒿汤加郁金、金钱草清热退黄，两胁隐痛以柴胡疏肝散加郁金、川楝子；肝阴虚加白芍、何首乌、女贞子；纳差腹胀以平胃散加砂仁或白蔻仁健脾胃；脾虚泄泻以参苓白术散加芡实；失眠多梦加茯神、炒枣仁、夜交藤。因为乙肝是慢性病变，病机属正虚邪恋。临床治疗必须做到"三要"。一要有恒心，坚持守方，治疗期间不可操之过急；二要根据不同的病症，善于化裁，做到"知常达变，贵在活用"；三要注意药物的偏性及毒副作用，处方用药宜小剂缓进。做到扶正不留邪，攻邪不伤正；滋阴不伤脾，疏利攻伐不伤阴的治疗原则。

乙肝是HBV进入人体后导致肝脏损害，出现免疫变化等一系列症状、体征的疾病。治疗针对性较强，多采用抗病毒，增强免疫调节功能，抗肝损害及恢复肝功能等方法。目前常用的抗病毒药、干扰素具有高活性、多功能的诱生蛋白，同时具有广谱性、间接性的抗病毒活性，达到抑制病毒复制，调节机体免疫功能的目的。贺普丁是核苷类抗病毒药，拉美夫啶对HBV有较强的抑制作用，与5HBV-DNA聚合酶结合，阻断病毒DNA链的合成，从而阻抑病毒的复制，使血清转氨酶降至正常，二者都用于治疗HBV复制的慢性乙肝。但价格昂贵，副作用大。至于胸腺肽、猪苓多糖、左旋咪唑、转移因子免疫调节药，也正在试验治疗阶段，目前尚无确切的疗效判断。降酶护肝的甘草酸二铵、联苯双酯、强力宁、甘草甜素，尤其是后三种均有严重的反跳现象。而单纯的中药制剂，如乙肝宁冲剂、乙肝益气解郁冲剂、肝宁胶囊、蒂达胶囊、水飞蓟丸、鸡骨草丸等，药力单薄，作用局限，也难以概全。

我们根据血清检验乙肝标志物变化的程度，用西药抗病毒、降酶护肝结合中药清热利湿解毒、活血化瘀、益气健脾、补肝肾、扶正固本治疗。中医清热祛湿的茵陈、栀子、大黄、白花蛇舌草、蒲公英、虎杖、土茯苓、板蓝根、败酱草、苦参，具有抗肝炎病毒，保护肝细胞，减轻肝组织的损害，抑制炎症反应的作用。活血化瘀的郁金、赤芍、丹参、泽兰、当归以及软肝攻坚的甲珠、鳖甲，有改善肝脏微循环，促进肝细胞再生和修复，阻止肝细胞变性坏死，抑制胶原的合成，减轻或逆转纤维组织增生的作用。调肝健脾的柴胡、白芍、白术、茯苓、砂仁、白蔻仁和补气的黄芪、太子参，益肝肾的女贞子、何首乌、枸杞、菟丝子、淫羊藿、巴戟天，能协调和增强机体免疫功能，对清除HBV在肝细胞内复制、转录有较好的作用。同时必须注意合理的调护，休息、饮食、情志、房劳等情况与乙肝的预后转归都有密切的关系。

总之，中医的宏观辨证施治结合西医的微观调节，对消除临床症状，降低毒副作用，防止反跳，阻断HBV复制，具有显著效果。因此研究探讨中西医结合治疗乙肝有更深远的临床意义。

方药心得

滋肾通窍汤治疗前列腺肥大42例

前列腺肥大是中老年男性常见的多发病。前列腺肥大病程长，发病率高，属于泌尿系的疑难病症。多年来，梁国川先生运用自拟的"滋肾通窍汤"治疗前列腺肥大，取得较好疗效，现介绍如下。

1.临床资料

42例患者，其中门诊患者35例，住院患者7例，均经B超确诊为前列腺肥大。病程0.5～8年。下焦湿热蕴结者15例，肾气亏虚导致膀胱气化功能无力者27例。

2.治疗方法

滋肾通窍汤。黄芪60g、知母10g、王不留行10g、黄柏10g、肉桂（后下）3g、牛膝15g、赤芍10g、大黄（后下）10g、车前子15g、淫羊藿10g。下焦湿热合并感染加土茯苓、金银花、蒲公英、白花蛇舌草；局部灼热痛加川楝子、延胡索、橘核；瘀血阻滞有结节加地龙、土鳖虫、蜈蚣；脾气虚弱加党参、白术、山药；肾阳虚加肉苁蓉、巴戟天、菟丝子；肾阴不足加熟地黄、山茱萸、女贞子。

3.治疗结果

共17例临床症状消失，排尿通畅，B超检查显示前列腺无异常。21例排尿较通畅，其他症状不同程度减轻，B超检查显示前列腺肥大有所好转。4例治疗后症状无改善。有效率达90.5%。

病例：王某，男，64岁。初诊：尿频、排尿困难3年，加重1周。经西药治疗，症状无明显改善。前列腺2度肿大，中央沟消失，质硬，有压痛。B超检查显示前列腺肥大。腰膝酸软，小便淋沥，小腹胀满，大便结。舌质暗红，苔薄黄，脉细涩。治以滋肾通窍汤加肉苁蓉10g、土鳖虫8g、地龙10g、蜈蚣（去头脚）1条。6剂，水煎服。二诊：排尿困难稍有好转，守原方再服

7剂。三诊：排尿正常，腰膝酸软好转，承原方去大黄、黄柏，加蒲公英续服23剂。B超检查显示前列腺无异常。嘱其加强锻炼，忌辛辣刺激物，随访1年未复发。

讨论：前列腺肥大属中医癃闭、淋证范畴。病位在肾与膀胱。西医学认为，前列腺肥大多因前列腺长期充血，腺液分泌增多，排泄不畅，前列腺体逐渐瘀积、增生，压迫尿道，形成尿道梗阻而引起排尿困难、尿潴留。"久病必虚"多为中老年患者，肾气亏虚，命门火衰，非补而不通。遵李东垣通关丸之意，结合通补之法，拟滋肾通窍汤。方中知母、黄柏、车前子、大黄清热利湿，通下焦蕴结之湿热；王不留行、牛膝、赤芍、土鳖虫、地龙、蜈蚣活血化瘀，消肿通络，软坚散结。现代药理研究表明，活血化瘀药可促进前列腺血液循环，改善组织供血，使腺上皮细胞膜通透性增加，腺小管通畅，从而减轻局部炎症，抑制纤维增生。淫羊藿、肉苁蓉补肾阳，肉桂通阳化气，黄芪能鼓动真气运行，合用温肾益气，以固其本。本方通而不损，补而不滞，对前列腺肥大患者尤为适宜。

化瘀止痛汤治疗血管性头痛临床经验

血管性头痛是一种反复发作性头痛。血管性头痛是由颅脑血管舒张收缩功能障碍引起的一种慢性、顽固性头痛，好发于中青年。梁国川先生近几年根据久病必虚，久病必瘀的理论，自拟化瘀止痛汤治疗血管性头痛患者25例，取得满意疗效，现报告如下。

1.临床资料

本组病例25例，其中男性13例，女性12例。年龄最小者19岁，最大者65岁，病程最短者半年，最长者12年。

2.治疗方法

化瘀止痛汤。黄芪50g、川芎15g、当归10g、羌活10g、丹参15g、细辛5g、地龙15g、僵蚕10g、全蝎5g、蜈蚣（去头脚）1条，每日1剂，水煎分2次服。前额痛加白芷、蔓荆子；巅顶痛加吴茱萸、藁本；痛连项背加葛根；恶心呕吐加姜半夏、生姜；风寒头痛加防风、荆芥；失眠多梦加酸枣仁、柏子仁、炙远志。

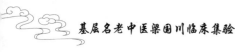

3.治疗结果

自觉症状消失，随访一年头痛未复发者19例；自觉症状明显减轻，遇诱因有轻微发作者5例；自觉症状无明显改善者1例。

病例： 周某某，男，42岁。1996年10月25日初诊。患者自述头痛反复发作6年，以头部两侧为甚，忽好忽坏。在多所医院治疗，曾住院2次，效果不佳。经医院做彩色多普勒检查，提示右侧脑血管痉挛，左侧脑血管供血不足。近两天因疲劳过度，诱发头部两侧抽掣样痛。患者痛苦面容，双手按脑，坐立不安，面色暗滞，唇紫。舌质红，舌下脉络瘀紫，苔薄白，脉细涩。西医诊断为脑血管痉挛性头痛。中医诊断为头痛（瘀血型）。治宜益气活血，化瘀止痛，拟化瘀止痛汤加减。黄芪50g、川芎15g、当归10g，羌活10g，丹参15g，细辛5g，地龙15g，僵蚕10g，全蝎5g，赤芍10g，蜈蚣（去头脚）2条，6剂，每日1剂，水煎分2次服。11月2日复诊，自诉服药后，头部两侧抽掣痛减轻，时有呕吐，承上方加姜半夏8g，生姜8g，续服6剂。7天后，患者诉说各种症状消失，随访半年未复发。

讨论： 血管性头痛属中医"脑风""头风"范畴。本病病程长，多由气血逆乱，经络受阻，瘀血停滞，不能上荣脑髓脉络，使脑失所养所致。顽固性头痛，忽好忽坏，屡发不愈，决非一般平淡之药力所能胜，必须在活血化瘀药中加入搜风通络的虫类药，方能奏效。如地龙咸寒，擅长通络，配僵蚕能增强清热息风、镇痉止痛的功效；蜈蚣与全蝎同入肝经，二药并用能增强搜风通络的作用。同时在使用活血化瘀药时，必须做到活血不破血，化瘀不伤正。本方重用黄芪补气，当归养血，二药相伍，益气养血。方中川芎为血中之气药，羌活祛风湿，细辛善搜脑风，三药配合能增强活血化瘀之功。配丹参及其搜风通络的虫类药能直达病所，协力攻坚，一举而去其积瘀。据现代药理研究报道，黄芪含糖苷类、多糖、氨基酸及微量元素等，具有增强机体免疫机制，维持机体内环境平衡等功能，尤其对血管的收缩与扩张有双向调节作用。所以黄芪配活血化瘀及搜剔等虫类药，具有扩张血管，解除痉挛，增加脑动脉血流量，改善微循环，达到治疗脑血管舒缩功能障碍引起的血管性头痛。

萆薢分清饮加减治疗乳糜尿28例

乳糜尿是以小便混浊如米泔（小便沉淀时分层，上浮油脂，下结乳块），排尿时尿道涩痛或带血丝为主要症状的疾病。此病反复发作，是一种顽固难治的疾病。梁国川先生用萆薢分清饮加减治疗乳糜尿取得满意疗效，现介绍如下。

1.临床资料

本组28例患者均为门诊患者，其中男性12例，女性16例，年龄23～68岁，病程短者8个月，病程长者9年。

2.治疗方法

萆薢分清饮萆薢30g、鹿含草15g、车前子10g、芡实15g、茯苓15g、石菖蒲10g、白术10g、丹参15g、莲子10g、菟丝子15g、益母草20g。湿热甚伴小便灼热涩痛者加竹叶、蒲公英；小腹坠胀不适者加乌药、郁金；尿血者加生地黄、小蓟、白茅根；脾气虚者加山药、党参、黄芪；肾阳虚者加杜仲、淫羊藿、益智仁；肾阴虚者加知母、女贞子、墨旱莲；久病入络者加桃仁、红花、地龙、蜈蚣。

3.治疗结果

治愈21例，症状体征消失，乳糜尿定性阴性，随访一年无复发。有效7例，症状体征减轻，2～3个月后复发。

病例：陈某某，男，48岁。1996年7月12日就诊。因搬家劳累，饮酒过量而出现腰酸乏力，尿液呈粉红色米泔混浊样，尿时无疼痛感，乳糜尿定性阳性。萆薢分清饮加黄芪20g、山药15g、杜仲10g。6剂。二诊：腰酸症状减轻，尿液恢复正常。守上方续服6剂，患者尿清，乳糜定性阴性。效不更方，再服6剂以巩固疗效，嘱患者避免劳累，戒酒及油腻之品。一年后随访，未曾复发。

讨论：乳糜尿属中医"尿浊""膏淋"范畴。多因湿热蕴结下焦，膀胱气化不利，不能分清泌浊，久而脾虚，中气下陷，水谷精微下泄所致。肾虚固摄无权，精关不固也可导致乳糜尿。病虽在脾肾，但久病必瘀，气血不畅，瘀阻膀胱。萆薢分清饮加减，方中萆薢、鹿含草、车前子、茯苓清利湿热、分清泌浊；丹参、益母草活血化瘀；杜仲、菟丝子、莲子固肾摄精；白术、

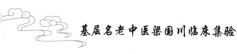

山药、黄芪健脾益气；石菖蒲芳香开窍。全方有清热利湿、活血化瘀、健脾益肾之功。本方通利不伤阴，清热不伤脾，活血不伤正，补脾不壅中，温肾而不燥。本方对改善肾组织的血液流通，促进炎症的消散和淋巴管内淋巴液的回流，恢复淋巴液的正常循环有较好作用。因此萆薢分清饮加减是治疗乳糜尿的有效方剂，多年临床验证，屡见成效。

四生液治疗腰椎病37例疗效观察

腰椎病多属退行性病变，是临床常见的多发病、疑难病。梁国川先生运用四生液结合中药治疗腰椎病37例，取得满意疗效。现介绍如下。

1.临床资料

本组病例37例，其中男性23例，女性14例。患者年龄最大68岁，最小26岁，平均年龄47岁。病程1～12年不等，全部经X线检查或CT确诊。

2.治疗方法

（1）四生液　生川乌、生草乌、牛膝、苍术、生半夏、当归、红花、透骨草、木防己、生胆南星、桂枝、川芎、威灵仙、路路通，以白醋3斤浸20天备用。用干净毛巾蘸湿加热，外敷疼痛部位及双侧肾俞穴、命门及腰阳关穴10～20分钟，每日1次，10天为1个疗程。

（2）独活寄生汤加减　独活、桑寄生、狗脊、杜仲、徐长卿、骨碎补、当归、桂枝、白芍、续断、制乳香、牛膝、细辛，每日1剂，水煎服。

3.治疗效果

治愈12例，临床症状消失，局部无压痛，腰部活动自如。显效18例，临床症状显著改善，腰腿酸痛明显减轻。好转5例，腰腿诸症均有所好转。无效2例，治疗后，临床症状无明显改善。

病例：章某，男，58岁。1996年10月17日初诊。患者自述腰痛连及右下肢外侧酸痛麻木5年，每遇劳累加剧。多次封闭治疗，理疗及药物治疗，反复发作，近因搬家劳累过度而引发。现腰痛如折，不能转侧，右下肢掣痛麻木，行走困难，大小便无异常。CT检查提示骨质增生，腰椎4、5椎间盘突出。舌质暗红，苔薄白，脉细数。治疗以四生液在其双侧肾俞穴、命门穴、腰阳关穴，右下肢委中穴、承山穴外敷10～20分钟，每日1次。另服独活寄生汤加减，独活10g、桑寄生15g、杜仲10g、徐长卿10g、骨碎补10g、续断10g、桂枝10g、白芍15g、制乳香8g、北细辛5g、当归10g，7剂，每日1剂，水煎服。治疗1个疗程后，临床症状改善，腰痛及右下肢酸痛麻木缓解。经第2个疗程治疗后，临床症状消失，腰腿活动自如。嘱患者加强锻炼，随访一年未复发。

讨论：腰椎骨质增生，腰椎间盘突出属中医"腰痛""痹证"范畴，多发生于中老年人。本病多有风、寒、湿、热兼夹症状。病性顽固，临床治疗颇为棘手。四生液有祛风除湿、活血通络、消肿止痛之功效。白醋性温，能活血化瘀，使骨刺软酥。用盐水瓶装热水在贴敷的穴位上滚动，可使腠理疏松，有利于药物吸收。通过按摩穴位及压痛点，可软化骨刺，并对肌肉、肌腱和韧带黏连有剥离作用。因此，四生液热敷及穴位按摩能刺激皮肤与黏膜，借助神经传导促进血液循环，结合内服中药加强气血流通，改善组织黏连，使患病部位的肌肉、肌腱和韧带等组织松弛，对骨质增生，腰椎间盘突出所致的腰腿痛确有疗效。

参芪斛公饮加减治疗慢性萎缩性胃炎36例临床观察

近年来，梁国川先生运用参芪斛公饮加减治疗慢性萎缩性胃炎36例，取得满意疗效。现报告如下。

1.临床资料

本组病例36例，全部经胃镜检查确诊为慢性萎缩性胃炎。其中男性17例，女性19例。患者年龄最小25岁，最大66岁，平均年龄45岁，病程1～8年不等。其中胃镜下发现黏膜有出血点3例，息肉1例。

2.治疗方法

参芪斛公饮。黄芪、北沙参、石斛、麦冬、蒲公英、白芍、甘草、佛手、白及、当归、川楝子，水煎服，每日1剂，分2次煎服，2周为1个疗程。胃寒者加干姜，吴茱萸；痛闷纳呆者加白术、枳实、厚朴；脘部嘈杂、胃酸缺乏者加乌梅、山楂；寒热互结者加吴茱萸、黄连。泛酸者加海螵蛸、瓦楞子；大便潜血者加炒蒲黄、阿胶珠；气阴两虚者加太子参、怀山药；便秘者加火麻仁、瓜蒌仁。

3.治疗结果

治愈18例，用药后自觉症状消失，胃镜检查黏膜恢复正常。显效15例，自觉症状基本消失，胃镜检查提示炎症有所减轻。好转3例，自觉症状好转，但胃镜检查胃黏膜与服药前无变化。总有效率96%。

病例：王某某，女，52岁。患者因胃脘胀闷，隐痛不适，心窝灼热难忍来院就诊。门诊胃镜提示胃黏膜呈花斑状伴充血水肿，病理切片显示部分肠上皮化生。诊断为慢性萎缩性胃炎，于1996年9月13日收入住院。患者胃脘胀闷隐痛、灼热、嘈杂似饥，口干不欲饮，大便干结。舌质红，苔少而干，脉细数。中医诊断胃脘痛气阴两虚型。益气养阴，和胃止痛，方用参芪斛公饮加减。黄芪20g、北沙参15g、石斛15g、麦冬10g、蒲公英15g、白芍15g、白及10g、川楝子8g、火麻仁10g、瓜蒌仁10g、怀山药15g、佛手8g、当归8g，先后用此方化裁，服50余剂，患者胃脘不适症状消失，饮食正常。随访一年未复发。

讨论：慢性萎缩性胃炎属于中医胃脘痛范畴，以胃阴不足、胃失濡养、脾气虚弱、气阴两虚为特征。治疗以益气养阴、和胃止痛为主，采用参芪斛公饮治疗。方中黄芪为补气之要药，甘温味薄、补而不腻，对气血不足、肝气亏虚引起的胃脘痛确有良效；北沙参甘润微寒、滋而不腻、凉而不泻，配石斛、麦冬、怀山药养胃阴；蒲公英寒凉，可防其里热滋生，现代研究报道蒲公英可抑制幽门螺杆菌，对胃黏膜有消炎作用；白芍、甘草酸甘化阴；佛手、川楝子、当归行气活血止痛；白及甘平既能止血，又能改善胃脘胀痛。诸药合用，对气阴两虚的萎缩性胃炎具有较满意疗效。

由于本病病程长，病机复杂，且多有兼证，治疗颇为棘手。根据梁国川先生多年的临床观察，该病用药要轻灵，药味不宜庞杂。香燥、大寒大热、破气攻下猛峻的药品必须慎用，即使要用也宜轻剂量，中病既止。同时嘱患者坚持服药，注意调节饮食。

脑脉通汤结合针灸治疗脑卒中后遗症34例

近年来，梁国川先生运用脑脉通汤结合针灸治疗脑卒中后遗症34例，取得较满意效果。现报告如下。

1.临床资料

34例患者中男性19例，女性15例。患者年龄39~74岁，其中39~50岁7例，51~60岁11例，61~74岁16例。患者全部经CT扫描确诊为脑卒中。

2.治疗方法

脑脉通汤。黄芪80g、当归10g、丹参20g、牛膝15g、川芎9g、桂枝10g、地龙15g、全蝎5g、僵蚕10g、胆南星6g、威灵仙10g、蜈蚣（去头脚）2条，水煎服，每日1剂，早晚各服1次，7天为1个疗程。有颅内高压者，配合西药降颅内压。口眼歪斜者加白附子、防风；语言不利者加石菖蒲、远志；体胖流涎者加白芥子、天竺黄、胆南星、半夏；脾胃虚弱者加党参、白术；偏寒者加附片；下肢瘫软无力者加桑寄生、杜仲、续断；手脚肿甚或转筋者加薏苡仁、防己、蚕沙；颅内有血肿者加水蛭粉（冲服）2g。结合针灸治疗，上肢选取肩髃、曲池、天井、外关、合谷。下肢选取环跳、阳陵泉、足三里、风市、绝骨。面部选取地仓、颊车、百会。舌强不语者加哑门、廉泉；痰滞心窍者加丰隆；肾水不足，虚火上炎者加涌泉、照海。

3.治疗结果

临床情况分为基本痊愈、显效、有效、无效。34例患者中，基本痊愈14例，显效12例，有效6例，无效2例。总有效率94%。本组病例中，最多服药52剂，最少24剂，平均38剂。

病例：王某某，男，64岁。因突然昏倒不省人事，在当地卫生院治疗5天，未见好转。于1996年2月24日转入我院治疗。CT扫描提示：左基底节区可见一楔形低密区影。入院时患者神志迟钝，右侧半身不遂，口角流涎，语言謇涩，舌质暗红，苔薄白，脉涩。治疗以脑脉通汤加减：黄芪80g、当归10g、赤芍12g、丹参20g、牛膝15g、川芎9g、桂枝10g、僵蚕10g、全蝎5g、蜈蚣2条（去头脚）、地龙15g、制胆南星6g、天竺黄8g、白芥子8g，每日一剂，水煎分2次服。服药7天，结合针灸症状明显好转，神志清楚，四肢关节活动较正常，承上方加石菖蒲10g、远志12g、续服2周，于1996年3月18日，症状消失，好转出院。随访一年，至今未复发。

讨论：中医中风病包括西医学的脑溢血、脑血栓形成、脑血管痉挛、脑栓塞以及某些特发性蛛网膜下腔出血等脑血管意外疾病。临床特征表现为突然昏倒不省人事，口眼歪斜，半身不遂或语言謇涩。本病发病率高，如没及

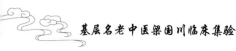

时合理治疗，则终身留下后遗症。

中风病因以虚、瘀、风、痰之邪为主。其病机为邪盛正虚，瘀血痰阻，多属本虚标实证。故治以益气活血、搜风通络，佐以化痰开窍，自拟脑脉通汤（方中重用黄芪大补元气，以利血行；全蝎、蜈蚣、地龙、僵蚕搜风通络，协助丹参、当归、赤芍、牛膝活血祛瘀；胆南星、天竺黄化痰。诸药合用结合针灸治疗，共奏益气活血，搜风通络，化痰开窍之功。该方的特点，是活血而不破血，化瘀而不伤正。经临床观察，中风病，病程愈长疗效愈差，病程愈短，疗效愈高；上肢恢复较慢，下肢恢复较快。对中风及后遗症的治疗，只要灵活使用本方加减，结合针灸治疗，定能达到满意疗效。

补肾生精汤治疗少精弱精症疗效观察

近年来随着医学的飞速发展，人工授精等辅助生殖技术日臻成熟，中医药在治疗男性不育方面也发挥着重要作用，梁国川先生采用补肾生精汤治疗少精弱精症取得了较好治疗效果。现介绍如下。

1.患者情况

（1）病史　夫妻同居，性生活正常，未采取避孕措施1年以上，女方经妇科检查确认无生殖系统解剖及功能异常，但未怀孕。

（2）精液成分及精子功能异常　精子浓度<15×106/ml，（a+b）级精子<50%或a级精子<25%，前向运动精子（PR）<32%，精子总活动率<60%，精液白细胞<1×106/ml，满足以上条件任一即可确诊。

（3）其他情况　①生殖系统感染；②睾丸发育不良或严重精索静脉曲张；③生殖激素检查异常；④服用抗肿瘤、精神病类药物；⑤染色体异常；⑥患有慢性或严重疾病。

2.治疗方法

补肾生精汤。熟地黄、山茱萸、枸杞子、覆盆子、五味子、车前子、菟丝子、黄芪、党参、白术、肉苁蓉、仙茅、淫羊藿、鹿胶。阳虚者加巴戟天、肉桂、附子。阴虚者加龟甲、女贞子、墨旱莲。每日1剂，水煎服，连服1~2个月。

3.病案讨论

病例：陈某某，男，30岁。2015年4月6日初诊。婚后3年未孕育，曾多地求治未遂。精液检查结果为灰白色，不完全液化，精子计数$26 \times 10^6/ml$，存活率40%。腰膝酸软，失眠多梦。舌质淡，苔薄白，脉沉细。辨证为肾精亏虚证。治疗以补肾填精为主，六味地黄丸合五子衍宗丸加减。熟地黄20g、山茱萸10g、巴戟天15g、菟丝子20g、覆盆子15g、五味子8g、车前子10g、枸杞子15g、何首乌15g、淫羊藿15g、怀山药15g，10剂，每日1剂，水煎服，嘱节制房事。二诊：4月16日，患者诉仍感腰膝酸软，其余症状减轻，舌脉同前。上方加杜仲15g、续断15g，10剂。三诊：4月26日，诉症状有好转，续服10剂后精液复查。四诊：精液复查结果显示精液完全液化，精子计数$28 \times 16^6/ml$，，存活率55%，上方去车前子加沙苑子15g、仙茅10g，连服20剂，后口服五子衍宗丸，巩固疗效。电话随访，妻子顺产一女婴。

讨论：该患者平素体力较差，手淫过度致使肾精亏虚，生精乏源。患者精子减少，活动力低并且腰膝酸软，失眠多梦，治宜补肾填精。熟地黄、山茱萸、怀山药补肾阴，五味子补肾填精，佐巴戟天、淫羊藿、仙茅、杜仲补肾阳，提高精子活力。诸药合用，共奏补肾填精之功，使肾精充足，精子活力提高，改善少精而助育。

少精、弱精是男性不育的常见原因之一。中医认为肾藏精，主生殖。历代医家多推崇此观点，治疗要以补肾为要。《素问·上古天真论》云："丈夫二八，肾气盛，天癸至，精气溢泻，阴阳和，故能有子……七八，肝气衰，筋不能动，天癸绝，精少；八八，则齿发去，天癸尽矣，故发鬓白，身体重，行步不正，而无子耳。"《诸病源候论·虚劳病诸候下》指出："肾主骨髓，而藏于精。虚劳肾气虚弱，故精液少也。"

根据中医以肾虚为主，治疗以补肾为要的原则，梁国川先生采用补肾生精汤治疗少精、弱精，取得满意疗效。方中淫羊藿、仙茅、菟丝子、鹿胶温补肾阳；熟地黄、怀山药、枸杞、山茱萸滋肾阴，补肝血；黄芪、党参、白术补气健脾。其中菟丝子、覆盆子、五味子、枸杞子、车前子为"五子衍宗丸"。五子衍宗丸是治疗男性少精、弱精的常用方剂。全方取"以子补子"之义，有填精补肾之功效。根据现代药理学研究，五子衍宗丸有保护睾丸及生精功能，其中菟丝子对精子的运动能力有促进作用。淫羊藿、仙茅有补肾助阳之功，有明显的性激素作用。二仙胶乃血肉有情之品，取龟胶滋阴，鹿胶壮阳，阴阳两补。

总而言之，补肾生精汤有促性腺激素作用，有调节下丘脑、垂体、性腺轴功能的作用，同时能平衡阴阳、抗衰老、抗氧自由基、增强免疫力。临床上使用补肾生精汤促进下丘脑促性腺激素分泌和释放，以提高垂体黄体生成素，促进睾丸合成睾酮，从而促进精子生成，使少精、弱精的患者精子生长发育正常。

白及四君子汤加减治疗消化性溃疡

胃及十二指肠溃疡属中医胃脘痛，俗称"心气痛""肝胃痛"。临床表现为胃脘疼痛、拒按、嘈杂，嗳气，大便结且呈暗黑色。胃镜检查有助于确诊。梁国川先生采用白及四君子汤加减治疗胃及十二指肠溃疡，取得满意疗效，现介绍如下。

1.临床资料

治疗患者25例，男性16例，女性9例。年龄最小18岁，最大65岁，平均年龄42岁。病程1~6年不等。患者都有不同程度的疼痛、胃脘嘈杂、反酸及便血病史。胃镜检查提示胃或十二指肠溃疡。

2.治疗方法

白及四君子汤加味。白及、党参、白术、茯苓、柴胡、佛手、制乳香、浙贝母、炒麦芽、白芍、甘草、蒲公英、苏梗、海螵蛸、牡蛎。

3.治疗结果

10天为1个疗程，治疗2~4个疗程。症状消失，胃镜复查显示翕影消失或形成瘢痕18例。好转7例，继续治疗1个疗程后痊愈。

病例：张某某，男，48岁。1992年11月20日初诊。患者自述有胃病史6年，经常反复发作，胃痛、嗳气、反酸、纳呆、大便干结、睡眠差、喜热饮。胃镜检查提示胃小弯及十二指肠球部复合型溃疡。服用西药西咪替丁、维仙优等，未见明显好转，遂来我院就诊。消瘦，面色萎黄，胃脘痛拒按。舌质红，苔薄白，脉细。治疗以白及四君子汤加味为主，白及20g、党参15g、白术10g、茯苓10g、制乳香8g、牡蛎20g、蒲公英15g、白芍15g、甘草3g，7剂，每日1剂，水煎分2次服。二诊：服药后，症状明显好转。以上方加减，续服7剂，症状消失，为巩固疗效，续服7剂。1个月后，胃镜检查显示胃及十二指肠溃疡形成瘢痕而痊愈。随访一年未复发。

讨论：胃及十二指肠溃疡，属西医病名，是临床常见病、多发病。中医以辨证论治为主，肝胃不和，宜疏肝理气和胃；寒邪犯胃，宜温胃散寒；肝胃郁热，火邪犯胃，则泄热和胃；胃阴不足，宜滋养胃阴；瘀血停滞，则活血化瘀；饮食不化，则消食导滞。该例患者因饮食不节，肝气犯胃，郁热化火，久而引起溃疡。当务之急宜疏肝理气，健脾和胃，防止胃酸过度分泌保护胃黏膜，促使溃疡愈合。党参、白术、茯苓益气健脾胃；柴胡、佛手、麦芽疏肝理气；浙贝母、海螵蛸、牡蛎止胃酸保护胃黏膜；蒲公英、白芍、甘草滋阴养胃；制乳香活血止痛，祛瘀生新；白及祛腐逐瘀、收敛止血，消肿生肌。本方根据中医辨证，合理用药，对胃及十二指肠溃疡，确有较好疗效。

论柴胡的功效及临床运用

柴胡，又名山菜、茹草、地熏，为伞科多年生的草本植物。夏、秋季采挖，取根部，去净茎苗和泥土，晒干，切短段使用。北柴胡产于黑龙江、吉林、河南、河北等地，南柴胡产于湖北、四川、江苏等地。

1.种类

柴胡根据季节、产地和炮制方法可分为①春柴胡（春季采挖）；②秋柴胡（秋季采挖）；③北柴胡（硬柴胡）产于北方，生用和解退热较好；④南柴胡（软柴胡）产于南方，有疏肝行气解郁的功效；⑤醋炒柴胡有增强疏肝行气之功效；⑥酒炒柴胡，能提高升阳止泻和活血的作用。

2.性味、归经及功效主治

柴胡辛、苦、微寒。入肝、胆、三焦、心包经。《药性歌括四百味》云："柴胡味苦，能泻肝火，寒热往来，疟疾均可。"柴胡轻扬、宣散，配黄芩能清热解表，和解少阳；与香附、白芍同用，有疏肝解郁之功；配黄芪、升麻有升阳举陷的作用。主治外感发热、寒热往来、疟疾、黄疸、胸胁胀满、头痛目赤、耳聋口苦、月经不调、脏器下垂、脱肛阴挺等。

3.临床应用

柴胡的应用很广，《伤寒论》一书应用柴胡的方剂就有10余首，而以柴胡命名的方剂有6首，后世医家应用柴胡更是不胜枚举。现将柴胡临床应用归纳如下。

（1）治感冒发热　柴胡辛，虽非发汗之药，重用有清热散表和里之功。

用于感冒发热，肢体酸痛，配羌活、干葛根、黄芩。如伴有里实热证，便结，可用大柴胡汤疏散外邪，内清里热。

（2）治寒热往来　和解少阳之邪，邪入少阳，症见发热、头晕目眩、胸胁苦满、默默不欲食、心烦喜呕，柴胡配黄芩，用小柴胡汤主治。

（3）治月经失调、痛经　配香附、郁金、丹参、川芎、白芍、益母草疏肝，调经止痛，如柴胡疏肝汤。女子以血为本，肝藏血，主疏泄。月经失调、血热、血瘀、热入血室，外邪克于胞宫，引起发热、谵语，柴胡配伍牡丹皮、栀子、黄芩清透邪热。

（4）治疟疾　用柴胡配伍青蒿、厚朴、醋炒常山以透邪截疟。

（5）治虚劳发热　小儿疳积，肌肤发热，用鳖血拌炒柴胡，配伍地骨皮、胡黄连除疳积，退虚热。

（6）治外伤引起的胸痛或胁肋痛　配伍香附、延胡索理气止痛。如肿痛有瘀血，配丹参、红花、桃仁、制乳香、制没药、丝瓜络以活血行气通络。

（7）治咳嗽　消痰止咳润心肺《本草纲目》记载柴胡有"消痰止嗽"之说。凡是咳嗽，无不由气机违和，气血津液代谢受扰，痰湿停滞所致。以柴胡合二陈汤加杏仁、瓜蒌壳治脾虚湿盛，痰湿阻肺，肺失肃降引起的咳嗽，舌苔白腻，脉濡的患者，效果显著。

（8）治少阳经火郁引起的偏头痛或两颞痛　《本草纲目》记载柴胡能平肝、胆、三焦、心包之相火，配伍川芎、香附、黄芩、白芍、延胡索行滞解郁，通络止痛。如肝胆之相火导致的目赤痛、目翳、眩晕、耳鸣、耳聋，柴胡配伍黄芩、黄柏即可治疗。

（9）治失眠　肝藏魂，肝血不足则魂不内守，引起惊骇多梦，卧寝不安。柴胡入肝，止惊摄魂，调达升降，宣通内外，如柴胡加龙骨牡蛎汤。

柴胡还可以制成各种中成药，可用于高脂血症、多形性红斑、单孢病毒性角膜炎、梅核气、感冒发热等。现代研究显示柴胡具有明显的解热、镇静、镇痛、安定、镇咳等抑制中枢的作用，并有抗炎的功效，同时可促进肝糖原、肝细胞及肝脏蛋白合成，神经对肝损害有明显的对抗和保护作用。柴胡还有利胆、抗溃疡、增强人体免疫力、抑制流感病毒和抗肝炎病毒等作用。

论桂枝的功效及临床运用

桂枝为樟科乔木植物，肉桂的干燥嫩枝，因药材为肉桂树的嫩枝而命名。桂枝主产于广西、广东、云南等地，以春季取嫩枝晒干，切成薄片或小段使用。本品在临床运用非常广泛，现将桂枝的功效及临床运用简介如下。

1.功效

（1）散寒解表　桂枝能扩张外周血管，调整血液循环，刺激汗腺分泌，以利发表解肌之功效。

（2）温经通脉　桂枝能改善外周循环，外解风湿痹痛，内除平滑肌痉挛，达到缓解疼痛的作用。

（3）通阳化气　桂枝能振心阳、化寒凝，通络道、促血行，暖胞宫、温肾阳。促膀胱气化，利小便，减轻局部体液瘀积。

2.临床运用

桂枝临床运用广泛，《伤寒论》《金匮要略》应用桂枝的方剂就有74首，最著名的是桂枝汤。随着年代的变迁，桂枝临床运用面越来越广。明、清时期的医家认为桂枝是治疗风湿骨节痛的要药。现代运用桂枝的范围更广泛，如张锡纯指出桂枝性温、力善宣通，能升大气（即胸中之宗气），降逆气（如肝气上冲之类），散邪气（如外感风寒之类）。其临床用苓桂术甘汤治短气，取桂枝能升也，用桂枝加桂汤治奔豚，取其降也。无论是外感时邪，还是内伤疾病；无论是痰饮引起的哮喘、咳嗽，还是水饮停留引起的浮肿；无论是风湿引起的痹证，还是寒邪引起的胃痛；无论阳虚引起胸痹、心悸、怔忡，还是气滞血瘀引起的月经不调、闭经、痛经；无论是风寒外客所致的便泄下痢，还是冲气上逆，营卫不和，桂枝皆可用之。

（1）外感风寒表虚证　拟桂枝汤，由桂枝、芍药、甘草、生姜、大枣组成。以桂枝为君，助卫阳，温通经络，解肌发表。芍药为臣，滋阴敛营，敛固外泄之营阴。桂芍等量合用，共奏祛除表邪，调和营卫之功。

（2）外感风寒表实证　寒邪束表，卫阳被遏，腠里闭塞，经脉不通，拟麻黄汤，由麻黄、桂枝、杏仁、甘草组成。麻黄发汗解表，宣肺平喘，开腠里为君。桂枝解肌发表，温经散寒，透营达卫为臣。加杏仁降肺气以止咳，共奏散表寒，宣肺气之功。

（3）风湿痹证　周身疼痛，肢体酸麻，拟黄芪桂枝五物汤，由黄芪、芍药、桂枝、生姜、大枣组成。《素问·痹论》云："营气虚，则不仁。"故以黄芪甘温益气为君。桂枝散风寒，而温经通痹，配芍药养血和营通血痹，桂枝、芍药二药为臣。配生姜、大枣，共奏益气温经，和血通痹之功。

（4）痰饮病　中阳不足，停饮，心下引起胸胁支满，短气而咳，气上冲胸（气从小腹，上冲胸咽），拟苓桂术甘汤，由茯苓、白术、桂枝、甘草组成。凡是阳气郁而水湿内停之痰饮、眩悸等，以茯苓健脾利湿化饮为君，以桂枝温阳化饮为臣，配白术燥湿健脾，甘草和中。共奏温阳化饮，健脾利湿之效。

（5）脾阳不运证　水饮内停，导致小便不利，或为水肿，或为蓄水。拟五苓散，由猪苓、泽泻、白术、茯苓、桂枝组成。太阳表邪未解，内传脏腑，致膀胱气化不利的蓄水证，重用泽泻为君，取其利水渗湿。以茯苓、猪苓增强利水渗湿为臣。以白术健脾，运化水湿为佐。以桂枝既解太阳之表，又助膀胱气化为使。五苓散利水渗湿，化气解表，温运脾阳，以助膀胱气化，则蓄水留饮自除。

（6）胸痹胸痛，胸阳不振之心痛　拟枳实薤白桂枝汤，由枳实、厚朴、薤白、桂枝、瓜蒌组成。本方用枳实、桂枝、厚朴下气降逆，消痞除满，瓜蒌宽胸理气，薤白通阳散结，行气止痛。全方适用于胸痹而气结较甚，以胸中痞满，气从胁下上逆抢心为主要症状。

（7）中焦脾胃虚寒　肝脾失调引起腹中时痛，喜温欲按或虚劳而心中悸动，虚烦不宁症，拟小建中汤，由饴糖、芍药、桂枝、炙甘草、生姜、大枣组成。方中以饴糖甘温，治中焦虚寒为君。芍药养阴缓肝急，桂枝温阳祛虚寒为臣。炙甘草甘温益气，生姜温胃，大枣补脾。诸药合用，有温中补虚缓急之功效。对中焦虚寒、里急腹痛、虚劳发热、心悸虚烦均有效，故名小建中汤。此方加黄芪为黄芪建中汤，加当归为当归建中汤。

（8）癥瘕　拟桂枝茯苓丸，由桂枝、茯苓、牡丹皮、桃仁、芍药组成。方中以桂枝温通经脉行瘀滞为君。桃仁活血化瘀，消癥，牡丹皮散血行瘀，芍药和血养血为臣。茯苓消痰利水，渗湿健脾为佐。共奏活血化瘀，缓消症块之效。对女性瘀血阻滞，素有症块，腹痛拒按或经行不畅、闭经、痛经、难产、死胎不下等均可用之。

（9）奔豚气　拟桂枝加桂汤，由桂枝（由三两加至五两）、芍药、甘草、生姜、大枣组成。其功效是温通心阳，平冲降逆。主治太阳病误用发汗过多而发奔豚，气从少腹上冲心胸，起卧不安等症状，此方应用较少。

（10）外寒内饮　咳喘、发热恶寒、胸痹喘咳、肢体疼重，舌苔白，滑脉，拟小青龙汤，由麻黄、芍药、细辛、干姜、甘草、桂枝、半夏、五味子组成。方中麻黄、桂枝相须为君，解表散寒邪，平喘，温阳化饮。干姜、细辛温肺化饮为臣，配五味子酸收敛气，芍药和营养血，以防温燥伤津。半夏燥湿化痰，和胃降逆为佐。炙甘草益气和中。共有解风寒、和营卫、去水饮，治咳喘的功效。本方麻黄、桂枝温散，配芍药酸寒敛阴，干姜、细辛、半夏温燥，配五味子敛肺止咳，使散不伤正，收不留邪。

现代研究证明桂枝含有挥发油，有降温解热的作用。对葡萄球菌、伤寒杆菌、皮肤真菌及流感病毒均有抑制作用。桂皮油能抑制结核杆菌，同时有健胃、缓解胃肠道痉挛及利尿、强心的功效。桂皮醛还有镇咳、镇静、抗惊厥的作用。外感风寒、痰湿内阻、水饮停留、气滞血瘀、营卫不和、冲气上逆、阳气虚衰引起的痰饮水肿、咳嗽哮喘、风寒湿痹、惊悸怔忡、胃寒泄泻、月经不调、痛经、闭经、胸痹等，都可应用本品配伍施治。

3.用量及注意事项

（1）用量　解表用3～6g；温通经脉，温阳化气用6～10g。

（2）注意事项　①本品辛温助热，凡外感热病者忌用；②桂枝容易动血，对阴虚火旺、血热妄行者禁用，以免伤阴动血；③女性月经过多及孕妇要慎用。

杂　谈

肺、脾、肾与老年疾病

人随着年龄增大，脏腑功能衰退，气血亏虚，会出现各种病症。现就肺、脾、肾与老年疾病的关系探讨如下。

1.肺为气之所主，百脉之宗

肺为华盖，居于五脏六腑之上，其性清肃，自上而下，外布肌表，内濡脏腑。脾胃运化水谷精微是依赖气的推动，然后通过肺的宣发肃降，输送到人体各个部位。如果肺的清肃升降失职，则呼吸与输布不利，可导致肺系多种疾病。如唐宗海在《脏腑病机论》中云："肺为乾金，象天之体，又名华盖，五脏六腑，受其复冒，凡五脏六腑之气，皆能上熏于肺以为病。"

肺主皮毛，职司呼吸，主一身之气。人过不惑之年，多病体虚，肺气不足，腠理不密。六淫外袭，首先犯肺，使肺的清肃失职，气机升降出入受阻，引起感冒、咳嗽。肺主气，心主血。老年人气血亏虚，咳嗽久而导致肺气不足，心血瘀阻，引起咳喘、胸闷、气急等症状。脾主运化，属土，其气为湿，最易引起中阳不运，湿聚为痰，若转输失职，则痰聚于肺而引起咳喘等。俗有"痰能生百病"，老年人脑卒中、脑梗死、痴呆与痰瘀内阻都与"痰"有密切关系。肺朝百脉，为宗气所藏。肾主纳气，为气之根。肺气虚，吸多呼少；肾气虚，呼多吸少。

2.脾为后天之本，化生之源

人体的气血、精液皆由脾胃所化生，脾能运化输布水谷之精微，统摄营血，充养宗气，五脏六腑，四肢百骸均以气血所养，故称脾为后天之本。老年人多因脾胃的运化功能失职，不能受纳水谷，使血化生无源，出现气血亏虚、精液不足、脏腑筋骨失养的情况，从而出现与脾胃有关的老年疾病。

脾司中气，喜燥恶湿。如脾阳不运，湿阻中焦，则纳谷不化、脘腹胀满、大便泄泻、肌肤浮肿。老年人脾气虚，纳差则倦怠无力，少气懒言。中气不足，气虚下陷引起脱肛、女性子宫下垂亦属多见。脾主肌肉、四肢，脾的运化失职导致水谷精微不能营养于肌肉、四肢，引起消瘦、四肢沉困乏力、活动迟钝。脾与胃相互表里，脾不为胃行其津液，则津液干涸，老年人大便秘结，甚至出现汗出短气等症状。

3.肾为先天之本，生命之根

肾为水火之宅，阴阳之根，生命之本。《素问·上古天真论》云："女子七岁，肾气盛，齿更发长；二七而天癸至，任脉通，太冲脉盛，月事以时下……七七，任脉虚，太冲脉衰少，天癸竭，地道不通。""丈夫八岁，肾气实，发长齿更；二八，肾气盛，天癸至，精气溢泻，阴阳和……八八，天癸竭，精少，肾脏衰，形体皆极，则齿发去。"可见肾气与人类的生长、发育、衰老和疾病过程都有密切的关系。《医学正传》："肾气盛则寿延，肾气衰则寿夭。"因此，迟暮之人，天癸数尽，肾精耗竭，脏腑气血皆虚，疾病最易发生。

肾为元阴元阳之所在。肾阳虚，命门火衰，则不能温煦，引起畏寒、手足清冷。肾阴虚，肾水不足，则火不归元，津液不能滋养，则潮热、骨蒸、腰酸膝软。肾主骨，开窍于耳，职司二便，老年人肾气亏虚，精血不充，则骨痿、行立无力、耳鸣耳聋、泄泻、尿频。肾与膀胱为表里关系，肾的开阖失职，膀胱气化不利，则导致尿频、癃闭等。心为火脏，肾阴不足，水不济火或心肾不交，则咽痛声哑、肿满咳逆、虚烦失眠。肾藏精，肝藏血，精血同源，精血不足，则头昏、视物不清。肝属木，内藏相火，肾水不足，水不涵木，相火旺盛导致眩晕等。

浅谈前列腺增生

前列腺增生属于中医学"淋证""癃闭"范畴。临床表现缺乏特异性，因此误诊误治者颇多。常见症状有尿频、尿急、尿不尽、尿等待、尿道口灼热刺痛并渗出少许分泌物，年轻患者还伴有阳痿、早泄、腰骶酸痛、阴部胀痛不适等症状。

1.相关检查

历代前贤认为本病是肾虚日久导致肝失条达，形成气滞血瘀，痰浊瘀阻。下焦湿热及气血瘀阻是本病的病机。采用B超检查前列腺有无肥大、肿瘤、钙化灶、结石。前列腺液白细胞＞10个／HP，卵磷脂小体减少或消失，细菌培养有固定致病菌生长，则视为细菌性前列腺炎。镜检同上，细菌培养为阴性，

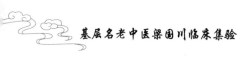

则为非细菌前列腺性炎。有些前列腺炎必须进一步查解脲支原体和沙眼衣原体。根据检查结果，判断是结石梗阻还是病毒致敏原等引起的前列腺炎。结合中医病因病机，从肾虚、湿热、虫毒、血瘀、痰结辨证。因为慢性前列腺增生症状复杂，且特异性差，必要时做前列腺特异性抗原（PAS）检查，或穿刺，排除癌肿。因此必须围绕症状结合上述检查，综合分析，进行辨证治疗。就不容易出现误诊误治、延误病情。

2.辨证施治

前列腺增生辨证分型可分为湿热型、瘀血型、肾虚型。本病因长年累月感受湿热之邪，蕴结下焦，或房劳过度、饮酒、过食肥甘辛辣，或感染邪毒，引起前列腺充血、增生。病情复杂多变，治疗颇为棘手。西药抗菌消炎，在前列腺内部很难达到理想效果。梁国川先生用中药汤剂口服配合坐浴治疗，效果明显，且无副作用。萆薢20g、蒲公英15g、败酱草15g、黄柏10g、车前子12g、赤芍10g、丹参12g、牛膝10g、王不留行20g、土鳖虫8g、菟丝子15g、淫羊藿15g。上方以蒲公英、败酱草、萆薢、黄柏、车前子清利湿热，抗菌消炎；赤芍、牡丹皮、牛膝、王不留行、土鳖虫活血化瘀，改善局部血液循环，尤其是王不留行、土鳖虫能通透前列腺包膜，引药直达病所；菟丝子、淫羊藿补肾，提高机体免疫力。湿热甚、尿道灼热刺痛者加木通、石韦、滑石、琥珀；尿道口发痒者加白鲜皮、蛇床子；虫毒甚，有脓细胞者加金银花、白花蛇舌草、土茯苓、苦参、蛇床子；小腹阴囊胀痛者加川楝子、橘核、乌药、小茴香；腰膝酸软者加肉桂、续断；前列腺肥大者加海藻、浙贝母、三棱；肾阴虚者加生地黄、知母、女贞子、山茱萸；脾肾阳虚者加巴戟天、肉苁蓉；有前列腺结石者加金钱草、滑石、海金沙。前列腺增生病程久，治疗时间长。

讨论：前列腺增生是男性泌尿系统常见疑难病。由于本病临床表现和病理基础不一致，同时药物不易渗透前列腺，造成治疗上的困难。因此采用中医多种综合治疗，改善前列腺微循环，结合内服中药发挥效力，加快新陈代谢产物及毒素排泄，促进炎症吸收，减少前列腺充血及瘀浊积滞，促进病灶组织康复，减少前列腺增生患者的痛苦。

老年人的病理特点及用药注意事项

老年人发病多以脏腑功能衰退、气血阴阳亏虚、痰浊瘀血内生为主。现将梁国川先生多年来治疗老年性疾病的临床经验介绍如下。

1.老年人的病理特点

（1）脏腑功能衰退　老年人肝气亏虚、肝阴不足、筋脉失养、运动迟缓。肝血虚，不能濡润双目，引起视物模糊。心主血液之运行，营养全身，心主神志，主宰人体意识思维活动。老年人反应迟钝，心血虚，水火不济，阴阳失衡，引发各种心脑血管疾病。肺主气，职司呼吸，肺失肃降，引发咳嗽气喘，呼吸困难等。脾主运化，为后天之本，化生之源。脾虚运化失常，纳摄功能差，则导致脏器衰老及免疫功能减退等。肾为水脏，主藏精，为先天之本，元阴元阳之根。人体无阴不滋，无阳不长。《医学正传》云："肾气盛则寿延，肾气衰则寿夭。"老年人天癸数尽，肾精耗竭，引起防御功能低下，而产生各种疾病。

（2）气血阴阳亏虚　由于老年人的脏腑功能衰退，产生饮食、纳摄、活动障碍，引起气血虚少，腠理不密，易导致外邪侵袭，情志所伤，而产生阴阳失调、气血不和、卫气不足、营阴内虚各种老年性疾病。

（3）痰浊瘀血内生　年老体弱，正气虚，抵抗力差，不但易感六淫之邪，更有痰瘀为患，故多为正虚邪恋，寒热、虚实相兼。老年人基础疾病多，如心脑血管疾病等，一有不慎，则转危候。

2.老年人用药注意事项

老年人的生理功能低下，体内各脏器逐渐退化，组织细胞萎缩，修复功能减退，脏器功能明显下降，用药需要格外注意。

（1）剂量　药品的剂量不宜过大，不能贪多求快。尤其是过于寒凉、温热、破血耗气、峻下有毒性的药要慎用。

（2）配伍　注意药物的禁忌和患者体质的特异性，做到寒热并用、攻补兼施。

（3）守方　医生要注意长时期应用的药物，患者是否产生耐药性，服用过久成瘾，危害身体。

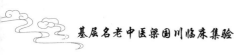

老年人养生要重视保肾

肾为先天之本，生命之根，水火之脏，阴阳之宅。肾主封藏先天之精，先天之精来源于父母的生殖之精。肾精助人体生长发育，肾有生髓、充脑、化血、纳气之功，与膀胱互为表里，在体主骨，其华在发，开窍于耳及二阴，在志为恐，在液为唾。肾气旺，则耳目聪明，精力充沛，颈背挺直。

老年人肾虚或肾的功能趋于衰退，可出现多种临床症状。

（1）脱发　"发为血之余"，头发的生长，赖血以养。肾藏精，精化血，精血同源。精血旺盛，则头发致密而润泽，故头发的生机，根源在肾。老年人精血衰少，则发白而脱落。

（2）牙齿松动、脱落　"齿为骨之余"，齿与骨同出一源。肾精不足，骨髓空虚，不能养骨，致骨质脆弱。

（3）耳疾　耳是听觉器官，肾开窍于耳，老年人肾精亏损，髓海失养，两耳通于脑，则听力减退，或耳聋、耳鸣。

（4）二便症状　肾主水，人体的水液代谢有赖于肾对水液的气化作用。老年人的肾阳气虚弱，气化失常，固摄无力，开阖失司，出现多尿、遗尿、尿失禁等。肾与大肠共同完成传导功能，该功能与肾阴肾阳关系密切。若肾阴不足，肠道津液干枯，则大便秘结；若肾阳虚衰，推动无力，排泄大便艰涩；若肾气虚，固摄无权，则出现大便失禁或久泄滑脱等。

（5）骨质疏松　腰为肾之府，肾主骨，骨为人之外架，支撑人体，保护内脏，与筋肉连接，具有运动功能。骨的生长发育，依赖于肾精充养，精生髓，髓养骨。老年人肾精不足，骨髓空虚不能养骨，则发生骨质疏松和各种退行性病变。

（6）肺系症状　"肺为气之主，肾为气之根"。人的呼吸有赖于肺，清气经肺的宣发和肃降被人体吸收肾主纳气，在呼吸过程中起摄纳作用。老年人肾中精气虚弱，摄纳无权，不能助肺纳气，因而出现呼吸表浅，呼多吸少，动则气喘等症状。

（7）老年性痴呆　肾主生髓，上通于脑。肾精充足，脑髓充盈则精力充沛，思维敏捷，耳聪目明，记忆力好。老年人肾精不足，脑髓空虚，导致反应迟钝，记忆衰退。严重者引起大脑萎缩，精神呆滞，甚至痴呆。

学习中医，必须了解中医内涵

1.学中医要重医德

老师教书育人，希望自己教的学生个个成材，医师治病救人，希望自己治疗的患者，早日健康，这就是"老师医师父母心"。学中医不但要治疗技术高，更要医德医风好，要体贴患者，视患者为亲人，不与患者疾言厉色。

2.学中医要有扎实的理论基础

学中医，中医的阴阳五行学说、脏腑经络学说、体质学说、病因病机学说、四诊八纲及治疗法则不可不懂，通过中医理论指导临床实践。中医人没有中医基础理论为指导，就无可论及临床。在临床中，要以八纲、卫气营血、脏腑、气血、经络进行辨证施治，这就是中医的精髓。

3.学中医要了解中医的历史

早在战国时期的扁鹊、东汉医圣张仲景、东晋时期王叔和、三国华佗、唐代孙思邈、金元时期四大家（刘河间寒凉派、张子和攻下派、李东恒脾胃派、朱丹溪滋阴派），明末温病学家吴又可的《瘟疫论》，清代叶天士的《温热论》、吴鞠通的《温病条辩》，还有王孟美、薛生白等。明朝李时珍著有《本草纲目》，还有清代陈修园医书十二种的《医宗金鉴》等，都是在不同年代杰出的医学家，要了解他们著作的精神实质。

4.学中医要熟记中药的性能

医之道，源于岐黄，本草学，始于炎帝。《济生拔萃·序》云："医生不精于药，难以成良医""医不专于药而舍药，无以全医。"可见学中医精通中药的重要性。每种中药的性味、归经、升降浮沉、功效、主治、禁忌。要熟记，同时对中药的七情（单行、相须、相使、相畏、相杀、相恶、相反）、十八反、十九畏、妊娠禁忌都要了解。

5.学中医，方剂化裁很重要

学方剂，方法很重要，根据功效分类，常用的具有实用性代表性的方剂要熟记。俗有"千方易得，一效难求"，千万别看病时照书抄方。方剂的组成是有规律的，前人组方以"君、臣、佐、使"为规律，其意义是"主病之谓君，佐君之谓臣、应臣之谓使"。拟方要根据病人的病情需要进行配伍，同时也要根据不同阶段的病情变化进行化裁。例如四物汤、四君子汤、六味地黄汤等加减药味，化裁出多个方剂。

还有煎服法亦有区别，如藿香、砂仁、白蔻仁等具有芳香的中药要后下，龙骨、牡蛎、磁石、珍珠母等质重的要先煎，旋覆花要包煎，肉桂末要冲服，阿胶、龟甲胶、鹿角胶要烊化。

6.学中医，诊断是难点

用药容易诊断难，临床中最难的是认识疾病，分辨证候的寒、热、虚、实等，辨证不清，就失去了方向。所以学中医，尽管中药与方剂烂熟于心，不懂中医辨证诊断，就谈不上论治。

学诊断，内容较广，除了前面谈的八纲、六经、脏腑等辨证的内容以外，更重要的是采取望、闻、问、切四诊的手段，收集资料，进行辨证。望诊是从患者的外在表现，如精神、色泽、形态和舌诊，还有望小儿指纹等；闻诊主要是气味；问诊要有条理，不要无头绪地乱问，要顺藤摸瓜，熟记十问歌诀；切诊较难，28种脉象，要全部分辨清楚是不容易的，可以参考王叔和的《脉经》，李时珍的《濒湖脉学》。俗有"胸中了了，指下难明"，需要在临床中摸索，在实践中领会。脉象有浮、沉、迟、数、滑、涩、虚、实、紧、细、弦、滑、结、促、代脉等，了解脉象的动态，结合临床表现，脉证合参，判断疾病，立法治疗。当然在临床中，有舍脉从证，也有舍证从脉的特殊情况。

7.学中医要发挥中医的优势

所谓优势，就是难治疗的疑难杂症、比较棘手的顽症，中医有独到之处。例如：①各种肿瘤手术、化疗、放疗后及癌症晚期患者，中医可协助恢复或延长生命。②对神经官能征、面瘫、半身不遂后遗症、脱发等疑难病，中医有意想不到的疗效。③病后体质虚弱、四肢乏力、厌食、消化不良、失眠盗汗、体虚感冒等抗病功能差的患者，中医能较好地恢复其生理健康。④亚健康状态，如气虚、耳鸣、肢麻脚冷、口渴胸闷、烦躁忧郁、身倦无力、头昏眼花、失眠健忘、神经衰弱等，中医有较好的疗效。⑤久治无效的慢性胃病、慢性肾病、肝硬化、各种风湿痹证、颈项及腰腿痛。⑥老年人顽固性咳嗽哮喘、大脑供血不足、脑萎缩、前列腺肥大、尿失禁、老年性便秘、皮肤瘙痒、免疫功能低下。⑦男性不育、阳痿、早泄、遗精、少精、不射精、精液不液化或腰骶酸痛、会阴腹股沟隐痛、精索静脉曲张、睾丸胀痛等。⑧女性月经不调、痛经、闭经、功能性子宫出血、更年期综合征、妊娠反应、先兆性流产、产后无乳、产后回乳、乳腺增生结节。⑨小儿夏季热、慢性咳嗽、消化不良、脾虚泄泻，中药更为适宜。可见中医在人类健康事业中的作用和优势。

8.学中医要大胆创新

中医知识面广，内涵深奥，是历代前贤总结出来的经验医学。闻道有先后，术业有专攻，要坚持学习，发展创新，接受新事物，用现代科学搞好自身建设，适应新形势、新时代的需要，更好地为人民健康事业服务。

正确认识乙型肝炎

1.概述

乙型肝炎（简称乙肝）是由乙肝病毒（HBV）引起的，以肝脏炎症和坏死病变为主的一组传染性疾病。

（1）症状　乏力、食欲差、恶心、肝区不适、黄疸、脸色萎黄等。

（2）特点　传染性强、流行面广、发病率高、治疗棘手。据报道，全世界现有慢性HBV携带者约3.5亿，占世界人口的5%。我国感染HBV的患者占全国人口的10%，约1.2亿。

（3）分型　①慢性HBV携带者（无任何症状和体征，肝功能正常）；②慢性轻度型乙肝（慢性迁延性乙肝）；③慢性中度型乙肝（慢性活动性乙肝）；④重度型乙肝（慢性乙肝急性发作，转氨酶升高，肝功能严重损害）。另外重型乙肝发展更快，死亡率达70%~90%。

（4）传播途径　①血液传播；②体液、唾液、精液、阴道分泌物等性接触传播；③母婴垂直传播。

（5）转归　①长期携带；②自然转阴；③发展为急性肝炎；④转变为慢性肝炎；⑤恶化为肝硬化、肝癌。

2.肝脏的作用

肝脏位于人体右上腹，是人体最大、血管最丰富的腺体，参与人体的消化与代谢过程，是人体的"化学加工厂"，又是贮备能量的仓库。肝脏有促进血液凝固的功能，再生能力强，是人体重要的免疫器官。

3.乙肝的罪魁祸首——乙肝病毒

乙肝病毒（HBV）是一种拥有双层脂质结构的DNA病毒。当它进入血液后，便会到达肝脏的肝细胞，在肝细胞内繁殖、扩散，引起肝脏的一系列病变。

（1）HBV生存力强，抗病毒药只能抑制，不能将其杀灭。HBV对消毒剂不敏感，煮沸10分钟才能杀灭它。

（2）HBV易产生基因变异，逃避免疫监控，使病情复杂化，严重化。

（3）HBV与肝细胞融合在一起，HBV产生的病毒基因与肝细胞基因整合，造成治疗上的困难。

4.肝功能检查

（1）蛋白质的测定　该测定可反映肝脏的贮备功能。总蛋白进行性减少，要警惕肝坏死；白蛋白明显减少，会发生腹水；球蛋白升高，白蛋白合成障碍，A/G比值倒置；凝血酶原时间（PT）延长，提示各种凝血因子合成能力降低。

（2）血清胆红素　血清胆红素的高低反映肝脏的分泌功能是否正常。黄疸的轻重与肝细胞的损害有密切关系，如果胆红素明显升高，反映肝细胞损伤严重。如果胆红素进行性上升，谷丙转氨酶（ALT）下降，引起胆酶分离，提示病情加重，易转化为重型肝炎、慢性肝炎或肝硬化。

（3）血清酶学检查　该检查可检测肝细胞的损害程度。丙氨酸转氨酶又名谷丙转氨酶（ALT），天冬氨酸转氨酶又名谷草转氨酶（AST），AST/ALT的比值，可判断肝细胞损害的程度。谷氨酰转肽酶（γ–GT）持续升高，提示病变活动，如持续下降，提示肝炎慢性化。

5.病毒检查

（1）两对半检查　该检查主要检测乙肝病毒标志的五项指标。

表面抗原：HBsAg阳性，表示体内感染了HBV。

表面抗体：抗HBs阴性表示机体对HBV产生了抵抗力。

E抗原：HBeAg阳性表示血液中带有大量HBV，HBV在体内复制活跃，传染性强。

E抗体：抗HBe阳性表示乙肝相对好转，病毒减少，传染性降低。

核心抗体：抗HBc表示现在感染HBV，有传染性，或过去感染过HBV。

（2）乙肝病毒脱氧核糖核酸（HBV—DNA）检查　正常是阴性，如果阳性，体内病毒越多，传染性越强，所以它是反映HBV的复制水平，也是评价治疗的重要指标。

6.乙肝的治疗

乙肝的治疗非常困难，到目前为止，还没有可以彻底治愈乙肝的特效药物。

（1）抗病毒 ①抑制病毒复制，减少基因突变机会。②提高机体抗病毒特异性免疫功能。③加强肝脏各种细胞的抗病毒能力，清除体内残留的乙肝病毒，防止复发。常用药物有拉米夫定、泛昔洛韦、苦参素、干扰素、阿德福韦、恩替卡韦等。

（2）防纤维化 肝功能反复损害，肝细胞组织纤维大量增生，使病情向肝纤维化、肝硬化甚至肝癌发展。常用安络化纤丸、复方别甲软肝片及活血化瘀软坚的中药治疗。

（3）调节免疫功能 清除HBV除了抗病毒，还要依赖人体自身的免疫功能，包括体液免疫和细胞免疫两大系统。常用胸腺肽、免疫核糖核酸、左旋脒唑涂布剂、灵芝多糖、猪苓多糖等。

HBV不但侵犯肝脏，还侵犯胃，引起胃黏膜损害，以胃底及胃体部为主。患者出现上腹部饱胀不适，隐痛、恶心、呕吐、纳差。可用西药甲氰眯呱、硫糖铝、庆大霉素等治疗。

7.乙肝的预防

预防接种是阻断病毒传播，预防乙肝感染的根本措施。

（1）成年人非乙肝阳性按0、1、6个月免疫程序接种乙肝疫苗。4~5年后，加强接种一次。

（2）婴幼儿（父母无乙肝感染），同样在出生24小时内，按0、1、6个月免疫程序接种疫苗。如父母是乙肝感染者或为乙肝病毒携带者，尤其是母亲E抗原阳性，应在其出生后6小时内，肌内注射1支乙肝免疫球蛋白（HB1g），出生后半个月再注射1次，然后在出生后1、2、7个月接种乙肝疫苗，或出生后30分钟以内，注射HB1g，再按0、1、6个月免疫程序接种疫苗。接种方法为每次以10/ug在接种者上臂三角肌行肌内注射。（皮下注射或臀部肌内注射，免疫效果差）。

（3）家庭成员中的肝炎患者，应该实行分餐制。患者专用碗筷、茶杯、毛巾、脸盆、牙缸、牙刷等用具要经常消毒。其余家庭人员要进行乙肝5项、肝功能的检查，正常者接种乙肝疫苗。

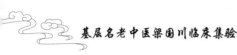

灯芯打火治疗腰腿痛

腰腿痛是临床常见的多发病、疑难病。多由外伤、腰肌劳损及腰椎部位病变引起，属中医"腰痛""痹证"范畴。本病以中老年人居多，梁国川先生运用灯芯打火治疗腰腿痛，取得较满意疗效。现介绍如下。

1.治疗方法

取灯芯一大把，放入瓷碗内，用白酒湿润灯芯（灯芯以一手抓完为宜，连续用手捏至揉软；酒以手抓起灯芯不泄出为宜）。然后点燃灯火，当火烧旺时，用手抓起燃烧的灯芯，迅速扑打在病变部位，火随之熄灭，此时手压住打火的灯芯不能放松1~2分钟，使热气不外泄。用完后，将熄火的灯芯放入瓷碗内，重复加入适量的白酒，点燃火，以上述方法进行第2次，一般每个部位（穴位）使用2~3次。具体打火次数视患者病情轻重、病程长短和部位大小而定，1周为1个疗程。

2.注意事项

（1）操作者一定要熟练手法，掌握技巧，防止烫伤患者打火部位的皮肤。

（2）此法对化脓性脊柱炎、脊椎肿瘤、脊椎结核及内脏疾病引起的腰腿痛不适宜。

3.病案讨论

病例：万某，男，54岁。1997年4月25日初诊。腰痛连及左下肢酸痛不适1年余，症状忽好忽坏，每遇天气变化或剧烈劳动后加重。近两天因拉石铺路，劳累过度而引发，当晚腰腿酸痛不适，后逐渐加剧，腰痛如折，连及左下肢掣痛，活动不便，行走艰涩。腰椎X光检查提示腰椎L4、L5骨质增生。在腰椎及两侧腰部压痛点用灯芯打火，每个部位3次，打火后疼痛减轻，用上法连续治疗5天，腰痛及下肢酸痛均消失，活动自如。嘱其避风寒，注意休息，随访1年未复发。

讨论：腰腿痛患者，病程迁延，病机复杂，多有兼夹风邪更使疼痛反复难愈，药物治疗也不理想。今用灯芯打火法治疗该病，方法简便易行，疗效可靠，无毒副作用。

灯芯通利，白酒温通经络，灯芯打火有推山之力。其外祛风寒湿邪，内散痰浊瘀血，温经通络，标本同治。主治风寒湿痹，脉络不通，瘀血肿痛。根据现代药理研究，灯芯打火能刺激皮肤，扩张血管，促进血液循环，加强局部气血流通，改善组织痉挛、黏连，使患部的肌肉、肌腱和韧带等组织剥离、松弛。因此，灯芯打火对急性腰扭伤、腰肌劳损、腰椎骨质增生及腰椎间盘突出等引起的腰腿痛均有明显疗效。

发展中医药，走创新之路

1.继承与发展

在漫长的历史长河中，中医形成了一套完整的理论体系。包括形神学说、阴阳五行学说、脏腑经络学说等。学习中医者必须熟读四大经典，其中精练的文句，丰富的内容，都是几千年来历代前贤沥尽心血积累的经验，是中医学的源头和精华，对后世中医的发展起着指导作用。中医的辨证施治、整体观，是来源于人类社会，来源于生活实践的。中医具有鲜明的历史性、灵活性和科学性，其临床运用的药疗、食疗、养生保健以及针灸、推拿、导引、刮痧、拔火罐等治疗方法，简便廉验。如仙人掌捣烂外敷治疗腮腺炎；酒灯芯打火治疗风湿腰腿痛；葱白、大蒜头捣烂与鸡蛋清调和外敷治痈疽、疔毒；虎耳草捣汁治中耳炎；玉米须利水消肿治蛋白尿等。尤其是针灸治疗，为世界诸多国家所推崇。当今中医药必须做好继承、发展、创新工作，从内涵到外延，从宏观到微观，都要不懈地努力，不断充实自己，发展壮大自己，适应新时代的需要。

2.结合与创新

中医是我国的传统医学，是以理、法、方、药与疾病为研究对象的一门科学。中医运用宏观的方法，研究疾病的变化，同时结合西医微观的方法，去研究细胞结构、组织器官功能。目前中医、中西医结合临床工作者常运用各种生化检验、心电图、X线检查、胃镜、B超、CT、MRI 等现代科技检测手段帮助诊断，结合中医的辨证治疗，取得了一些成效。在新世纪，人民对健康的观念有所改变，传统的中药剂型虽然依旧是主流，但还须按照中医药的特点和规律，应用现代科技对传统中药制剂进行开发、研制。近年来，如清开灵注射液、参麦注射液、丹参注射液、双黄连注射液、六味地黄丸浓缩剂等制剂层出不穷。想要用更科学的方法，创造更新型的中药制剂，就需要医学方面的有识之士，致力于探索，善于设想和实践。总之，加强中医药现代化建设，创新出更合理、更科学的新型的中医药体系，需要与西医相结合，

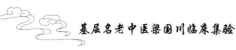

需要创新。

3.中医全球化

中医药走向世界是全球人民医疗保健的需要，是我国科技人员的历史重任。随着西医学模式的转变，中医药面临着激烈的竞争和挑战。中医药现阶段虽然有严谨的理论，确切的临床疗效，但要与世界接轨，摆在面前的任务还是严峻的。中医药理论与现代科技理论的衔接；中医诊断、治疗的标准规范化；中药的作用机制与剂型的改进等都是我们要面对的问题。因此，培养人才，努力做好继承与发展中医的工作，用现代科学技术进一步探索人类生命的奥妙，掌握中医药防治疾病的独特技术和应用规律，全面发挥自己的特色和优势，结合现代科学研究，创立具有时代气息的中医药科学。

学习《伤寒论》

《伤寒论》是东汉张仲景的著作，全书以太阳、阳明、少阳、太阴、少阴、厥阴六经辨证为纲领，以辨病位在阴阳表里，病性是寒热虚实为特点。

1.太阳

太阳主人体之表，治宜汗发，发表解肌。太阳经证（表病）有：中风表虚（桂枝汤），伤寒表实（麻黄汤）解肌解表。太阳腑证膀胱部位有：蓄水五苓散行水、蓄血（抵当汤逐瘀）。中风兼喘，桂枝加厚朴、杏仁汤主之。

太阳病下后，脉促胸满，桂枝去芍药汤主之；项背强几几，汗出恶风表虚，桂枝加葛根汤主之；卫阳虚的汗漏不止，难伸屈，桂枝加附子汤主之；下后，水饮停蓄中脘，小便不利，桂枝加茯苓、白术汤主之；脉浮紧，不汗出而烦躁，用大青龙汤；痰多咳嗽，小青龙汤。

太阳病过经，如疟状，用麻桂各半汤。若下后，气不上冲者，脉浮紧，汗出而喘，无大热者，皆不可用桂枝汤。

凡汗、下误施，或吐，皆为逆治。回阳用干姜附子汤，复阴用桂枝新加汤，阴阳兼顾，用芍药甘草附子汤，或茯苓四逆汤。汗出而喘用麻杏石甘汤；心悸欲按，用桂枝甘草汤；欲作奔豚，用茯苓桂枝甘草大枣汤；汗后腹胀满，用厚朴生姜半夏甘草人参汤；气上冲胸，用苓桂术甘汤；振兴心阳，真武汤；邪从热化，用承气汤；邪从寒化，用四逆汤；余热不除，用栀豉汤；水蓄不利，用五苓散或茯苓甘草汤；热与水结，用大小陷胸汤；水热聚于外，用文蛤散；水寒下利用桂枝加人参汤；气滞心下作痞，用大黄黄连泻心汤，附子泻心汤、半夏泻心汤、生姜泻心汤、甘草泻心汤等。噫气不除，用旋覆代赭汤。上焦有寒饮，用瓜蒂散；水势泛滥用十枣汤；脉结代，心动悸，用炙甘草汤。凡属变证，皆由伤寒所引起，故称太阳变证。若兼火逆误施，致吐衄、下血，或焦骨伤筋，对人危害更烈。

2.阳明

阳明经证是无形热邪聚于体内，弥漫全身，津液被伤，大便秘结。症状：大烦渴、汗出、身热、不恶寒，面赤。治疗：用清法，白虎汤。

阳明腑证成因与经证同症状：潮热、谵语、腹满、便硬、汗出、恶热。治疗用下法，三承气汤。

清法：下后余热未清，用栀子豉汤；热盛伤津，汗出，烦渴，脉洪大，里热，背微恶寒，阳虚加人参汤。水蓄不行，津液又亏，用猪苓汤。三阳合病，热势弥漫，治疗在阳明，用白虎汤。

下法：未经吐、下，心烦而发汗不解，及吐后腹胀满，用调胃承气汤。多汗伤津，便秘、谵语、潮热、脉滑疾，或汗后伤津伤胃或实满，用小承气汤；下后，乃心中懊憹有燥屎或下后，燥屎复结，喘冒不能卧，绕脐痛，烦躁；实满不减，应急下存阴，用大承气汤；脾不输津，或脾约，大便难，用麻仁丸；津液不濡润大肠，大便结，用蜜煎猪胆汁，外导治法。

3.少阳

少阳经证是半表半里证。症状：往来寒热，胸胁苦满，默默不欲食。心烦喜呕，脉弦，以及口苦、咽干、目眩等。治疗：本病既不在太阳表，又不在阳明里，故不可汗下，只能用小柴胡汤和解。

少阳兼证：兼太阳表证，用柴胡桂枝汤合用；兼阳明里证，用大柴胡汤表里双解；汗下不当，致邪郁水停，用柴胡桂枝干姜汤（温化停饮）；误下热结阳明，而少阳病不解，用柴胡加芒硝汤；胸中有热，胃中有邪，腹痛欲吐，用黄连汤（清上温下）；误下邪陷，胸满烦惊，用柴胡加龙骨牡蛎汤（解镇惊，扶正攻邪）；热入血室：①经水适断，用小柴胡汤和解；②兼有昼日明了，暮则谵语，无犯胃气及上焦者自愈。

4.太阴

太阴之为病，腹满而吐，食不下，自利益甚，时腹痛，若下之，必胸下结梗。治疗：当温不当下，宜温运中宫（四逆辈）。太阴病为里寒湿，故腹满而吐，食不下，自利益甚，时腹自痛，误作胃实而下，必致中阳虚败，寒温症结，胸下结梗，唯四逆汤治之。若太阳误下致脾实，因而胀满时痛，以桂枝汤加芍药和中祛滞；若大实痛，加大黄兼下其实，胃弱者宜减。

5.少阴

少阴经证多见虚寒、亡阳等证，故脉微细，但欲寐。治疗：温经回阳，振奋阳气，挽救危候。少阴本证：具有四肢厥逆，下利清谷，恶寒蜷卧等。脉或沉、紧、微细欲绝，甚则阴盛格阳，里寒外热，谵烦不安，面色反赤，急当温之。治宜四逆为主。初起反发热或无里证，可温经发汗并施。麻附甘草汤；里寒外热，脉微欲绝，宜通脉四逆。下利脉微或厥逆，干呕而烦，宜白通或白通加人尿猪胆汁汤。若水饮内停，宜真武汤（温阳化水），阳虚外现用附子汤温经扶阳。下焦不摄，腹痛下利，便脓血者，桃花汤温涩固脱。寒邪犯胃，呕吐烦躁，可用吴茱萸汤温中和胃。

少阴热化证，阴虚阳亢者，以黄连阿胶汤滋阴清水。水热内停而兼阴虚者，以猪苓汤滋阴利水。急下三条，以阳明证相似，存阴之下，势不可缓，用大承气汤。阳郁不达，而为回逆之证，用四逆散。至于少阴之病；正虚已盛，不可发汗攻下。少阴病，是生死存亡的关键。决其生死，阳回则生，阳绝即死。凡手足温，脉出为阳回佳兆。厥逆不回，脉绝不至，躁扰不安，为阳绝恶候。少阴之病，贵在早治急治。

6.厥阴

厥阴属肝，多为肝肾疾患，因正气已衰，常见危候。厥阴之为病，消渴，气上撞心，心中疼热，饥而不欲食，食则吐蛔，下之利不止。厥阴病的特点：寒热胜复，阴阳并见，邪从阴化多寒，从阳化多热，厥逆。治疗：寒热并用。胃寒，蛔厥用乌梅丸治。纯阴无阳的脏厥证。血虚被寒，而手足厥冷，用当归四逆汤。兼有久寒，用当归四逆汤加吴茱萸、生姜汤。阳虚，阴盛而厥的四逆汤证。水饮内停而厥逆的茯苓甘草汤证。热深厥深的白虎汤证。厥阴寒证：浊阴犯胃上逆，用吴茱萸汤（祛寒降逆）。热利下重，用白头翁汤，清热止利，厥阴病的病情比较严重，凡正胜阳回的生，邪胜阳不复的预后不良。

7.差后劳复病

大病新差，气血皆虚，体力未复。必慎起居，节饮食，以除复病。病后因劳而复发的为劳复。因食而复发的为食复。凡大病差后，因劳累而复发热，宜枳实栀豉汤清其热；凡病后勉强进食，而不能消谷的日暮微烦，当节饮食；若病后久不恢复，有虚寒、虚热两种，喜睡、胸上有寒者，用理中丸；虚羸少气，气逆欲吐，宜竹叶石膏汤。伤寒差后更发热，是余热复燃，宜小柴胡汤；脉浮者，可汗解；脉沉者可下法，病后腰以下有水气，属实者，宜牡蛎泽泻散，除水气。

学习《金匮要略》

《金匮要略》是我国东汉著名医学家张仲景所著《伤寒杂病论》的杂病部分，也是我国最早的一部论述杂病诊治的专书。全书分上、中、下三卷，共25篇，载疾病60余种，收方剂262首。所述疾病以内科杂病为主，涉及外科、妇科、急救猝死、饮食禁忌等方面。

《金匮要略·脏腑经络先后病脉证》对疾病的病因、病机、诊断、治疗、预防等以举例的形式做了原则性提示，属于总论性质，在全书有纲领性意义。若单以篇名而论，全书包括了40多种疾病。痉、湿、蝎、百合、狐惑、阴阳毒、疟疾、中风、疬节、血痹、虚劳、肺痈、肺痛、咳嗽、上气、奔豚气、胸痹、心痛、短气、腹满、寒疝、宿食、五脏风寒、积聚、痰饮、消渴、小便不利、淋病、水气、黄疸、惊悸、吐血、下血、胸满、瘀血、呕吐、哕、下利、疮痈、肠痈、浸淫疮、跌蹶、手指臂痛、转筋、狐疝、蛔虫以及妇人妊娠病、产后病和杂病。在治疗方面，除使用药物外，还采用针灸和食疗，并重视临床护理。在剂型方面，全书既包含了汤、丸、散、酒等内服药剂，又记载了熏、洗、坐、敷等外治药剂。

《金匮要略》是一部医学领域的杰出经典。全书以严谨的结构、清晰的条理和翔实的内容，将高深的方剂学进行了系统的归纳，展现出汤证合一的独特特点。这部古代医学巨著被誉为治疗杂病的典范之作。书名"金匮"寓意其重要性及诊断之珍贵，"要略"则表达了内容的简明扼要。总的来说，这部书的内容精要，价值非凡，我们应当倍加珍惜并慎重保藏，以充分发挥其在实际应用中的价值。

张仲景对于不同体系疾病的认识思维模式具有独特性。与西医的诊断方法不同，中医的诊断过程依赖于望、闻、问、切四诊，同时还会考虑到患者各方面的差异性，致病邪气的性质、强弱，以及脏腑、经络等因素。中医采用八纲辨证的方法，综合分析疾病的病机，从而采取针对性的治疗。例如，湿病的病因在于脾的损伤，脾虚导致湿邪内生，外感湿邪则身体肌肉疼痛，关节酸痛。湿邪为阴邪，最易损伤阳气，并可累及心、肾、肺等脏器。治宜健脾化湿、祛湿通络、温阳散寒，选用党参、白术、茯苓、桑枝、防己、海风藤等药物。

通过学习《金匮要略》，我得以重新认识中医的价值和魅力，从而树立了坚定的信心。近些年来，中医的疗效质疑，加之得到了部分人对中医经典学习缺乏重视，让我们对中医的前途感到迷茫。然而，当我们深入了解了古代先圣是如何运用中医药治疗各种疑难杂病，以及中医的养生理念的，我们便会重新燃起对中医学习的热情，更加坚定我们学习和应用中医经典及经方的决心。同时，我们也更加深刻地认识到中医药在人类健康事业中的重要地位和作用。

立志中医药事业，走科学发展之路

中医是古人长期与疾病斗争，逐渐形成发展起来的一门科学。它包含了哲学、天文、地理、历法等多学科知识，是中华民族传统文化的一部分，它具有自己独特的医学理论和神奇的治疗效果。中医拥有整体观、辨证施治思想、治未病理论等特色理论思想，简便廉验、毒副作用小也是其优势。目前中医的发展之路并非一帆风顺，但是我们一定要坚定信心，努力奋斗，战胜困难，发挥中医的特色优势，做到与时俱进，以人为本，解放思想，改革创新，科学发展。我们有责任把中医带向世界医学之林，为人类的健康事业作出更大的贡献。

1.中医的优势

中医有着自己独特的医学理论，如阴阳五行学说、脏腑经络学说等。中医在临证时，不孤立片面地看待疾病，而是将人看作一个统一的整体，权衡身体各部位、各脏器的临床表现，综合分析，予以治疗。中医认为人在各种不同的情况下，应采取不同的对应的治疗方法。

中医是根据患者的症状、体征探索病因，通过望、闻、问、切四诊，综合患者各方面的表现去分析、归纳，采用八纲辨证、脏腑辨证、六经辨证及卫气营血辨证等辨证方法分辨证型，然后立法遣方使药，从而达到治疗目的。

《素问·四时调神大论》曰："是故圣人不治已病治未病，不治已乱治未乱。"提示我们既要防病于未然，又要在既病之后防其传变。《素问·四时调神大论》曰："见肝之病，先实其脾。"充分体现了中医重视疾病的预防及传变。

中医养生学是指在中医理论指导下，研究人类生命规律，探索疾病发生原因及人体衰老机制的一门学科。提出人要顺应自然，要与天地相应。正所谓"恬淡虚无，真气无从，精神内守，病安从来"。中医注意饮食的调节，研制了很多药疗和食疗的名方，《内经》提出"饮食有节，起居有常，不妄作劳，故能形与神俱，而尽终其天年，度百岁乃去"。历代医家编创了五禽戏、太极拳、八段锦，这对帮助强身健体，疾病康复，延缓衰老有很大的意义。

中药毒副作用小，不易产生耐药性。中药来源于自然界的绿色植物，有些动物类药也含有大量蛋白质或人体所需的物质。中药只要加工炮制方法正确，在方剂中合理使用，很少有毒副作用，也不容易产生耐药性。

中医对一些病程长、治疗较为棘手的疑难怪病，如病后体虚、老年性疾病、前列腺炎、月经不调、更年期综合征、不孕症、产后无乳或回乳、乳腺增生、小儿夏季热、慢性咳嗽、脾虚泄泻以及外科的疔毒痈疽等，有意想不到的疗效。

2.中医的困境

中医理论深奥、抽象，造成中医难学难精。中医治疗疾病要求医者一定要有较高的理论水平和较深的临床经验，才能做到辨证准确，从而达到良好的治疗效果。而并不是所有医者都能达到这一标准，故会引起患者对中医的误解，认为中医不科学。

中药道地药材少，影响治疗效果。特别是中药的加工炮制，主要以中医理论为依据，既要继承遵古，又不能泥古。要以中医理论为基础，结合现代科学去开拓创新，保证饮片的质量和用药安全，提高临床疗效。

煎煮中药，一则麻烦，二则部分患者服用汤药困难，不易接受。中医方剂组合严密，应根据炮制原理，用现代科学的方法对中药制剂进行探讨，研制出高效且方便服用的剂型。

3.中医的任务

做好继承工作，提高中医人才的素质。解放思想，走科学发展的道路。中医是我国几千年积累的经验医学，有着自己独特的理论、治疗方法，但我们不能泥古不变。社会是不断发展的，人民生活的需求是不断提高的，中医理论知识也要不断地更新。我们应在现有的基础上，用科学的方法去发展中医，特别是在现如今科技信息不断更新的时代，开拓创新，与时俱进，吸收西医的优点，将中医特色医疗纳入现代科学领域中。

中医是世界文明的奇葩，是中华民族的文化瑰宝。我们只有了解中医的优势，认识到中医的困境，明确中医的任务，才会意气风发，朝着美好的远景迈步前进。在科学技术水平突飞猛进的信息时代，做好中医的继承工作，发挥中医的特色医疗优势，与时俱进，以人为本，解放思想，开拓创新，把中医发扬光大。

中西医结合，走进世界医学之林

1.发展中医，必须继承与创新

传统的中医理论知识体系，是祖祖辈辈在漫长的历史岁月中，长期与疾病斗争，逐渐形成发展起来的。如形神学说、阴阳五行学说、脏腑经络学说以及六淫七情等。当前有些人曲解中医，认为中医是古老的、不科学的唯心学说。这种理解是错误的，中医是朴素的唯物主义观点，为中华民族的繁衍和生生不息作出了巨大贡献。中医学的辨证施治和整体观具有灵活性和科学性，世界诸多国家都推崇中医学。为了世界医学的发展，我们必须做好中医学的继承工作。

当今医学任务和医学模式正在逐渐转变，中医学必须适从此趋势，方能生存与发展。研究中医理论，提高中医特色治疗的实效性，全面发挥中医的特色和优势，加强中医的自身发展与创新，促使中医步入医学整体发展轨道，创立具有时代气息的新中医，势在必行。

2.中西医结合，取长补短

在中西医汇通的基础上，中西医结合治疗临床各科疾病取得了一定的经验和成果。中医在临床诊治疾病时，有些疾病往往无证可辨，如乙肝、高血压、糖尿病等，医生多利用科技检测手段，收集各种信息数据，才可以得出结论。同时也有疾病，临床症状纷繁复杂，如更年期综合征、神经官能症等，利用各种现代设备检查，也查不出什么结果。而使用中医辨证治疗，往往症状改善，病情好转。所以中西医结合，取长补短，宏观与微观、传统与现代的渗透互补，利用各自的优势发挥特长，为人类的健康事业贡献力量。

3.熔中西医于一炉，形成新的医学体系

中西医结合，并不是一边用中医，一边用西医，两者机械地结合，而是熔中西医于一炉，形成新的医学体系。中医治疗主要是"祛邪"与"扶正"两个方面，而西医近年来开展的预防医学和自然疗法的研究，就是借鉴了这两个方面的经验和方法。在现代中医用原来的方式，不改革创新，是适应不了人民需求的。中医需要在自身继承的基础上，结合现代的科技手段，用微观的方法研究人体的细胞结构、组织器官及功能。使中医学和西医学二者融会贯通，有机结合。

要实行中医现代化，对中医整体思路及方法进行探讨，建立中医符合科学要求的标准，使中医学更加标准化、规范化。中药剂型改革要借鉴西医的思维，将天然中药提纯改良为以化学结构物质为核心的新型药品。近年来我们应用现代科技对传统中药制剂进行开发研制，如清开灵注射液、参麦注射液、丹参注射液、六味地黄丸浓缩剂、丹参滴丸等。还需继续努力，用科学的方法创制更多实用的制剂。让中西医融为一体，这就需要相关领域的有识之士勇于探索，善于实践，总结经验教训，建立起更科学、更新型的中西医结合新体系。

弘扬国学是强国健民之本

广义国学是指中国历代的文化传承和学术记载，包括中国古代历史、哲学、地理、政治、经济乃至书画、音乐、易学、术数、医学、星相、建筑等。狭义国学则是指中国古代学说。儒学的伦理道德、仁义礼智、忠孝博爱是经典，《周易》的六爻是古人对宇宙基本规律的认识。中华先贤通过"仰则观象于天，俯则观法于地，观鸟兽之文与地之宜，近取诸身，远取诸物"创立八卦，认识自然。"在天成象，在地成形，变化见矣"说明古人那时已经认识到了宇宙的生成规律。《周易·系辞下》曰："易有太极，太极生两仪，两仪生四象，四象生八卦，八卦生吉凶，吉凶生大业。"

春秋时期，王纲不振，诸侯纷争。此时，老子创立《道德经》，孔子提倡儒家思想，二者皆为后世治国理政的所遵循的经典。此外，《周易》的六爻也魅力无穷，其深奥的玄学哲理和涵盖万事万物的力量，在历朝历代都有杰

出的代表人物，如姜子牙、孔子、张子良、董仲舒、诸葛亮、郭璞、李淳风、袁天罡、陈抟、邵康节和刘伯温等。他们不仅精通周易的玄学和奥妙，还涉猎奇门、风水、医学等多个领域。

中医源自于古代劳动人民在与疾病的长期斗争中逐渐积累的智慧与经验。与国学相辅相成，中医在社会的演变中逐渐确立了自己的独立地位。其之所以历经千年仍受到人民的广泛推崇，在于其独特的治病方法可有效祛除疾病，保障民众身体健康。

中医的理论体系是在历代医家不断的实践与探索中逐渐完善的。从神农尝百草开始，到春秋战国时期的扁鹊、东汉的张仲景、三国的华佗、唐代的孙思邈、明朝的李明珍、吴又可，以及清朝的叶天士、吴鞠通等医学巨匠，他们在临床实践中不断总结经验，创立了阴阳五行、脏腑经络、四诊八纲、辨证施治等理论基石。这些理论构成了中医独特的唯物辩证法及思辨推理体系，深入揭示了人体、自然与疾病之间的相互关系。

在治疗方面，中医不仅采用药物，还应用了针灸、气功、按摩、刮痧、拔火罐等多种特殊疗法。丰富多样的治疗手段使得中医在世界传统医学中独树一帜，形成了完善的医学理论体系。

中华民族是历史悠久的民族，孕育了深厚的文化底蕴。中医的博大精深，非其他文化所能诠释。正是其魅力引起了全球对汉语及中医药的学习热潮。中医学不仅为中国人民的健康和中华民族的繁衍作出了巨大贡献，同时也为全球人类的健康立下了汗马功劳。

中医文化之精髓在于"天人合一""阴阳平衡"，即人与自然和谐共处。它强调人与自然的统一观以及人与社会和谐的哲学观，古人将天文、历法、地理、气象等多学科融入医学实践。当然，随着人类社会的不断进步，科学技术在推动社会发展、改善人民生活等方面发挥着至关重要的作用。现代生活几乎离不开科学，事事以科学为依据，中医同样拥有精湛的理论和严谨的理、法、方、药体系。然而，当前中医的发展面临诸多困境，我们中医人应提高认识和素养，走出生存和发展的误区，避免盲目崇拜西医学。只有真正理解中医的精神实质，坚持"治心为本""治人为本"的原则，综合考虑疾病的本因、内因、外因，才能实现生命健康，促进人类社会的和谐发展。

传承发展中医，为人类健康服务

1.继承中医，必须加强民间中医的作用

中医理论博大精深，涵盖了哲学、天文、地理、历法等多学科领域，其中的形神学说、精气学说、阴阳五行学说、脏腑经络学说、七情六淫、四诊八纲等，均展现出唯物的辩证思维。这些理论不仅具有深厚的历史背景，还体现了灵活性和科学性。

为了传承中医，我们应深入研读中医四大经典，这些经典著作汇聚了历代医家数千年的心血与经验，是中医的精髓与源头，对后世中医发展具有指导意义。随着社会的进步和时代的发展，我们要强化中医传承工作的制度保障，建立健全中医传承体系，做好中医的传承工作。

在此过程中，民间中医的作用不可忽视。分布在全国各地的民间中医凭借祖传的治疗经验，为当地民众解除疾病痛苦，对人民身体健康作出了巨大贡献。诚然，民间中医整体上理论知识比较匮乏但他们在实践中积累了丰富的经验，并有自己的一技之长，如有的民间中医擅长使用单方，有的擅长推拿、针灸、刮痧、拔火罐等多种治疗方法。这些技艺世代相传，为众多疑难杂症患者带来了希望。

虽然民间中医的才华和优势难以得到充分发挥。但幸运的是，近些年来国家开始重视中医的发展，为民间中医的发展提供了良好的机遇。因此，当前是中医人才和民间中医振奋精神、弘扬中医特色、为人类健康服务的最佳时机。我们应当抓住这一历史机遇，共同努力，推动中医事业在新的时代背景下焕发出更加灿烂的光彩。

2.发展中医，必须发挥特色鲜明的优势

中医历经数千年的沉淀与发展，形成了一套独特的理论体系。这套体系综合了药疗、食疗、养生、保健、治未病等多方面以及针灸、推拿等具有鲜明特色的技术，使得中医在疾病康复、延缓衰老、维护身体健康等方面展现出了显著的优势。

在疾病康复方面，中医强调整体调理，注重疾病的根本性治疗。通过辨证施治，中医能够针对患者的具体病情，制定个性化的治疗方案。例如，在肿瘤患者的康复过程中，中医能够协助患者调整身体状态，提高免疫力，从而恢复生命活力。再比如中医在治疗神经官能症等疑难杂症方面也展现出了独特的效果，通过调节患者的神经功能，缓解病情，提高生活质量。

在保健养生方面，中医注重预防，强调"治未病"的理念。通过调整饮食结构、保持良好的生活习惯、进行适量的运动等方式，帮助人们预防疾病的发生。此外，中医还提倡顺应自然，调整作息，以达到身心和谐，健康长寿的目的。

除了上述方面，中医在调节脏器生理功能方面也发挥着重要作用。例如，在慢性胃病、肾病等治疗中，中医能够通过调理脏腑功能，改善患者的症状，提高生活质量。同时，中医在治疗老年人疾病以及小儿疾病也表现出了安全有效的特点。

然而，要使中医在现代社会中发挥更大的作用，我们需要正确认识、继承、发展和弘扬中医。首先，我们应该加强对中医的宣传和普及，让更多的人了解中医的理念和方法。其次，社会应加大对中医的支持力度，为中医的发展提供良好的环境和条件。最后，我们还应该借助现代科技手段，推动中医的现代化和科学化发展。

总之，中医作为中华民族的瑰宝，具有独特的理论体系和优势。我们应该充分认识和利用中医的优势，将其发扬光大，服务社会，造福人类。同时，我们还应该不断探索和创新，推动中医在现代医学领域的发展和应用。只有这样，我们才能更好地传承和弘扬中医文化，为人类的健康事业作出更大的贡献。